AF635128

Ratgeber Zwangsstörungen

Ratgeber Kinder- und Jugendpsychotherapie
Band 25

Ratgeber Zwangsstörungen

Dr. Hildegard Goletz, Prof. Dr. Veit Roessner, Prof. Dr. Manfred Döpfner

Herausgeber der Reihe:

Prof. Dr. Manfred Döpfner, Prof. Dr. Dr. Martin Holtmann,
Prof. Dr. Franz Petermann

Begründer der Reihe:

Manfred Döpfner, Gerd Lehmkuhl, Franz Petermann

Hildegard Goletz
Veit Roessner
Manfred Döpfner

Ratgeber Zwangsstörungen

Informationen für Betroffene, Eltern, Lehrer und Erzieher

hogrefe

Dr. Hildegard Goletz, geb. 1968. Seit 2002 Wissenschaftliche Mitarbeiterin am Klinikum der Universität zu Köln und Leiterin der Schwerpunktambulanz Angst- und Zwangs- (und Tic-) Störungen am Ausbildungsinstitut für Kinder- und Jugendlichenpsychotherapie (AKiP) an der Uniklinik Köln.

Prof. Dr. med. Veit Roessner, geb. 1973. Seit 2009 Direktor der Klinik und Poliklinik für Kinder- und Jugendpsychiatrie und -psychotherapie am Universitätsklinikum Carl Gustav Carus der TU Dresden.

Prof. Dr. Manfred Döpfner, geb. 1955. Seit 1989 Leitender Psychologe an der Klinik und Poliklinik für Psychiatrie, Psychosomatik und Psychotherapie des Kindes- und Jugendalters der Uniklinik Köln und dort seit 1999 Professor für Psychotherapie in der Kinder- und Jugendpsychiatrie. Seit 1999 Leiter des Ausbildungsinstituts für Kinder- und Jugendlichenpsychotherapie (AKiP) an der Uniklinik Köln. Seit 2000 Wissenschaftlicher Leiter des Instituts für Klinische Kinderpsychologie der Christoph-Dornier-Stiftung für Klinische Psychologie an der Universität Köln.

Bibliografische Information der Deutschen Nationalbibliothek
Die Deutsche Nationalbibliothek verzeichnet diese Publikation in der Deutschen Nationalbibliografie; detaillierte bibliografische Daten sind im Internet über http://dnb.dnb.de abrufbar.

Hogrefe Verlag GmbH & Co. KG
Merkelstraße 3
37085 Göttingen
Deutschland
Tel. +49 551 999 50 0
Fax +49 551 999 50 111
info@hogrefe.de
www.hogrefe.de

Umschlagabbildung: © iStock.com by Getty Images / jorgeantonio
Illustrationen: Klaus Gehrmann, Freiburg; www.klausgehrmann.net
Satz: Mediengestaltung Meike Cichos, Göttingen
Druck: mediaprint solutions GmbH, Paderborn
Printed in Germany
Auf säurefreiem Papier gedruckt

1. Auflage 2020

(E-Book-ISBN [PDF] 978-3-8409-2646-4; E-Book-ISBN [EPUB] 978-3-8444-2646-5)
ISBN 978-3-8017-2646-1
https://doi.org/10.1026/02646-000

Zielsetzung des Ratgebers

Dieser Ratgeber beinhaltet einen Überblick über die Erscheinungsformen, die Ursachen, den Verlauf und die Behandlungsmöglichkeiten von Zwangsstörungen. Wir möchten damit Eltern, Erziehern[1], Lehrkräften, Ausbildern, Trainern und sonstigen Bezugspersonen eine erste Orientierung über diese Problematik geben. Für diese Lesergruppen enthält der Ratgeber Hinweise über die Ursachen von Zwangsstörungen und darüber, wie man in der Familie, im Kindergarten, in der Schule oder im beruflichen sowie im Gleichaltrigen- bzw. Freizeitumfeld mit dieser Problematik besser zurechtkommen kann und wie man das betroffene Kind bzw. den Jugendlichen bei der Bewältigung seiner Zwangsstörung unterstützen kann. Außerdem geben wir für betroffene ältere Kinder und Jugendliche Informationen und Hilfestellungen. Dabei ist jedoch immer zu berücksichtigen, dass Kinder und Jugendliche mit Zwangsstörungen im Allgemeinen professionelle Hilfe benötigen.

Dieser Ratgeber ist Bestandteil der Reihe „Leitfaden Kinder- und Jugendlichenpsychotherapie" und soll den entsprechenden Band unserer Autorengruppe (Goletz, Döpfner & Roessner, 2018) ergänzen, der sich hauptsächlich an Fachleute wendet.

Köln und Dresden, im Oktober 2019

Hildegard Goletz, Veit Roessner und *Manfred Döpfner*

1 Zugunsten einer besseren Lesbarkeit verwenden wir im Text in der Regel das generische Maskulinum. Diese Formulierungen umfassen gleichermaßen alle Geschlechter (m/w/d). Die verkürzte Sprachform beinhaltet keine Wertung. Wenn möglich, wurde eine geschlechtsneutrale Formulierung gewählt.

Inhaltsverzeichnis

1 Kennen Sie das?

Der *dreijährige Emil* kann nur in seinem Zimmer schlafen, wenn dieses vollständig aufgeräumt ist. Er kann auch nicht einschlafen, wenn beispielsweise ein Schuh von ihm verschwunden ist. Wenn ein Geschwisterkind sein Spielzeug in Emils Zimmer hat liegen lassen, dann schreit er solange, bis das Spielzeug aus seinem Zimmer entfernt wird. Emil ist meist nicht in der Lage, ein Spiel zu spielen, da er meist die Spielmaterialien ordnen muss oder immer dieselbe Zahl würfeln will. Außerdem ist er sehr „sauberkeitsfanatisch". So fasst er, wenn die Familie in den Wald spazieren geht, kaum etwas an und sitzt teilweise bis zu sechs Stunden ruhig auf einem Stein und schaut seinen Geschwistern beim Spielen zu. Kleine Flecken, beispielsweise auf einem Teller, kann er kaum ertragen. Sie müssen von seiner Mutter sofort entfernt werden. Emil wiederholt häufig Handlungen und fragt wiederholt nach. Wenn der Lebenspartner der Mutter versucht, mit Emil im Wagen „falsch herum" einzuparken (entgegen der Richtung der meisten anderen parkenden Autos), schreit Emil so lange, bis das Auto umgeparkt wird.

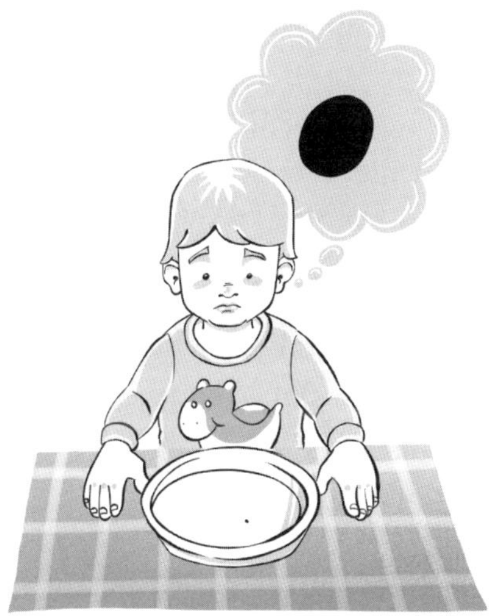

© Klaus Gehrmann

Die *sechsjährige Sophia* muss, wenn sie etwas mit einer Hand berührt, dies auch mit der anderen Hand anfassen. Teilweise muss sie dann, beispielsweise einen Tisch, auch nicht nur mit der anderen Hand, sondern mit dem ganzen Körper, besonders mit Kopf, Bauch und Füßen, berühren. In der Schule haben Mitschüler sie schon gefragt, warum sie dies mache.

Die *zehnjährige Marie* hat große Angst davor, dass ihr Bett „verunreinigt" wird. So muss sie an jedem Tag immer wieder denken: „Ich muss ganz sauber sein, um mein Bett nicht zu verunreinigen". Außerhalb ihres Hauses hat sie Angst, dass ihre Kleidung schmutzig wird und Bakterien an ihr kleben bleiben. Daher versucht sie, Kontakt zu Verunreinigungen möglichst zu vermeiden. Viele Gegenstände, insbesondere im Badezimmer, berührt sie nur mit einer sauberen

Socke über der Hand. Sie kann sich auch nur auf das Sofa im Wohnzimmer oder auf einen Autositz setzen, wenn ein sauberes T-Shirt unter ihr liegt. Sobald Maries Bett oder ihre Kleidungsstücke von anderen berührt werden, muss die Mutter die Bettwäsche oder diese Kleidungsstücke sofort waschen oder reinigen. Marie muss täglich mehrere – teilweise bis zu sechs – Stunden lang duschen. In einer bestimmten Reihenfolge schrubbt sie ihren Körper mit einer Nagelbürste so lange, bis deutliche Verletzungen der Haut sichtbar sind. Da sie viele ihrer Handlungen während des Duschens inzwischen 60-mal oder genau 120-mal durchführen muss, zählt sie dabei laut mit. Gleichzeitig muss ihre Mutter immer neben der Dusche sitzen und ebenfalls laut mitzählen. Die Eltern berichten, dass Marie sehr verzweifelt sei und unter der Dusche oft weine. Marie muss immer ein T-Shirt auf den Boden der Duschkabine legen, bevor sie diese betreten kann. Nach dem Duschen kann sie den Boden nicht mit den Füßen berühren, sondern muss auf einem frischen Handtuch zu ihrem Bett rutschen. Dort zieht sie einen sauberen Schlafanzug an. Nach dem Duschen kann sie nichts mehr anfassen und zieht saubere Socken sowohl über die Füße als auch über die Hände. Bei ihren Eltern fragt sie immer wieder nach: „Bin ich das sauberste Mädchen der Welt?“.

Der *14-jährige Lucas* muss zu Hause verschiedene Handlungen mehrmals wiederholen, insbesondere Treppen steigen, durch Türen gehen, den Kleiderschrank einräumen, Zähne putzen, Mund ausspülen, Gesicht waschen, Geschriebenes durchstreichen und erneut aufschreiben. Häufig muss er auch längere Zeit abwarten, bis er eine Handlung ausführen kann. Den wiederholten Handlungen gehen bestimmte Gedanken voraus, dass einem Familienmitglied oder einem Freund bzw. einer Freundin etwas Schlimmes passieren könnte, was er durch die Wiederholungen seiner Handlungen zu verhindern sucht. Insbesondere morgens und abends muss er diese Handlungswiederho-

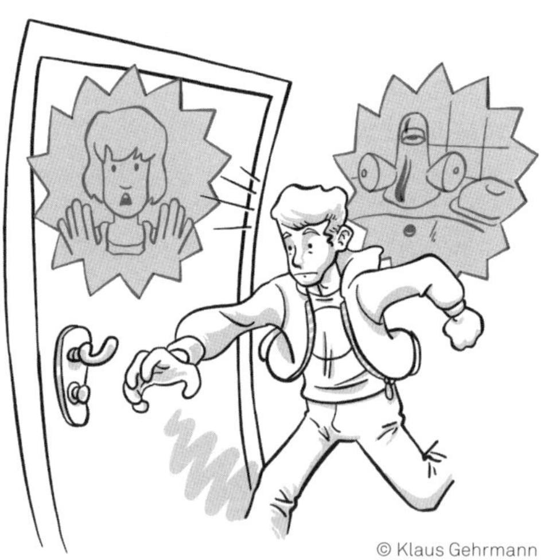

lungen intensiv durchführen (insgesamt bis zu fünf Stunden täglich) und hat oft keine Zeit mehr zu frühstücken. Sobald eine andere Person anwesend ist, braucht er die Wiederholungen nicht auszuführen.

Der *17-jährigen Julia* kommen während des gesamten Tages Namen von schlechten Menschen, also von früheren falschen Freunden oder Bekannten, in den Kopf. Sie denkt dann, dass sich das Schlechte dieser Menschen auf sie überträgt und sie deshalb nach ihrem Tod in die Hölle kommt. Sie muss dann gedanklich den negativ besetzten Namen positiv besetzte Namen entgegenbringen, wobei bei beiden Namen die Anfangsbuchstaben gleich sein müssen. Bei unbekannten Menschen, denen sie beispielsweise auf der Straße begegnet und die vermeintlich negative Eigenschaften haben könnten, gehen ihr die Gesichter der Personen immer wieder bildhaft durch den Kopf. Um diese Gesichter aus dem Kopf zu bekommen, muss sie dann immer Gesichter von guten Menschen im Kopf aktivieren.

2 Was ist noch „normal“?

Im Alter zwischen ungefähr zweieinhalb und elf Jahren zeigen Kinder häufig sogenannte Entwicklungsrituale, magisches Denken und abergläubische Verhaltensweisen. Diese gehören zu einer normalen Entwicklung von Kindern, da sie damit ihren Alltag strukturieren sowie ihre kindlichen Ängste bewältigen (beispielsweise vor Monstern, Dunkelheit). Darunter fallen z. B. im Kleinkindalter (im Alter von zwei bis vier Jahren) das immer gleiche, abendliche Anordnen von Puppen oder Stofftieren am Bett und das sich immerzu wiederholende Bauen und Umkippen eines Bauklotzturms. In diesem Alter können Kinder auch besonders empfindlich dafür sein, wie sich bestimmte Kleidungsstücke anfühlen.

Beispiel

So möchte z. B. der dreijährige Johannes seine Jeanshosen nach dem Waschen nicht anziehen, da sie „strubbelig“ seien.

Im Vorschul- und Grundschulalter finden sich oft genau festgelegte Regeln und Reime bei Gruppenspielen (z. B. Hüpfekästchen, Seilspringen) und abergläubische Verhaltensweisen. So betreten Kinder z. B. eine bestimmte Treppenstufe nicht gerne, vermeiden „Unglückszahlen" oder treten nur auf Fugen im Gehweg, da sie glauben, dass sonst vielleicht ein Unglück geschehen könne. Manche Kinder stellen wiederholte Fragen zu Sachverhalten, die für sie neu sind. Andere Kinder oder Jugendliche legen sehr viel Wert auf Ordnung und Sauberkeit im Haushalt oder kontrollieren mehrfach, ob ihre Arbeitsmaterialen für die Schule vollständig sind.

Derartige Phänomene gehen normalerweise vorüber und dauern lediglich eine kurze Zeitspanne an. Die Kinder leiden nicht darunter, sondern haben meist Spaß, wenn sie sie durchführen. Diese Phänomene helfen den Kindern häufig sogar, Neues zu lernen, „sicher zu sein“ und damit in neuen Lebensphasen schnell und besser zurechtzukommen. Wenn dies gelungen ist, lässt das zwanghafte Verhalten wieder nach. Diese Entwicklungsrituale, das magische Denken und die abergläubischen Verhaltensweisen nehmen normalerweise ab dem Alter von acht Jahren wieder ab.

Neben diesen Entwicklungsphänomenen können Kinder und Jugendliche allgemeine (entwicklungsunabhängige) zwanghafte Tendenzen aufweisen. Dies sind Verhaltensweisen oder Gedanken, die keinen Krankheitswert haben, da sie einen geringen Zeitaufwand in Anspruch nehmen und die Kinder und Jugendlichen nicht darunter leiden.

Beispiele

- So zieht der 15-jährige Niklas jedes Mal, wenn er allein das Haus verlässt, dreimal an der Haustür, um sich zu vergewissern, dass sie wirklich zugezogen ist.
- Die 12-jährige Lea fragt sich nach Verlassen der Wohnung immer, ob sie ihre Stereoanlage wirklich ausgemacht hat.

Im Unterschied dazu sind Zwangsstörungen zeitraubend und beeinträchtigend.

3 Woran erkenne ich Kinder und Jugendliche mit Zwangsstörungen?

Kinder und Jugendliche mit Zwangsstörungen (oder Zwängen) müssen immer wieder an etwas Bestimmtes denken (dies sind sogenannte „Zwangsgedanken“) und/oder bestimmte Handlungen immer wieder ausführen (dies sind sogenannte „Zwangshandlungen“). Meist sind die Gedanken aufgrund ihres Inhaltes (Befürchtungen, Schamhaftes usw.) unangenehm oder auch nur, weil sie den normalen Denkablauf immer wieder unterbrechen. Die Handlungen führen dann kurzfristig zu einer gewissen Erleichterung. Wiederkehrende Zwangsgedanken und/oder Zwangshandlungen sind also kennzeichnend für eine Zwangsstörung.

Auch wenn die meisten Kinder und Jugendlichen wissen, dass diese Zwangsgedanken und Zwangshandlungen unsinnig sind, können sie sich normalerweise nicht dagegen wehren. Versuche, die Zwänge zu unterlassen, scheitern, insbesondere je mehr Zwänge auftreten, je mehr Unangenehmes (zumindest zeitweise) durch die Ausführung der Zwangshandlungen abgemildert wird und je länger die Problematik besteht. Eine Zwangsstörung ist häufig sehr zeitraubend, Zwangsgedanken sowie Zwangshandlungen können täglich stundenlang andauern. Die Problematik ist mit großem Leidensdruck verbunden. Die meisten Kinder und Jugendlichen mit einer Zwangsstörung weisen sowohl Zwangsgedanken als auch Zwangshandlungen auf, einige wenige berichten ausschließliche Zwangsgedanken oder Zwangshandlungen.

3.1 Zwangsgedanken

Zwangsgedanken sind ständig wiederkehrende Ideen, (bildhafte) Vorstellungen oder Impulse (Gedanken mit starker Handlungsaufforderung), die sich dem betroffenen Kind oder Jugendlichen aufdrängen, ihm immer wieder durch den Kopf gehen und ihn damit immerzu auf die gleiche Weise beschäftigen. Sie sind fast immer unangenehm bis quälend, weil sie als nicht gewollt und sinnlos erlebt werden und man solche Gedanken (nach Auffassung des Kindes oder Jugendlichen) auch nicht haben sollte.

Das betroffene Kind oder der betroffene Jugendliche versucht meist erfolglos, die Gedanken nicht aufkommen zu lassen. Die Gedanken werden im Allgemeinen vom Betroffenen als ängstigend (z. B. „Wenn ich dies nicht tue, passiert meiner Mutter etwas Schlimmes.“), schambesetzt (z. B. „Wenn ich dieses Bild angucke, bin ich ein ganz schlechter Junge.“) oder ekelbesetzt (z. B. „Wenn ich diesen Stuhl anfasse, bin ich kotverseucht.“) erlebt. Zwangsgedanken können gewalttätige oder religiöse Inhalte haben, sich auf Verschmutzung, auf Bedrohung, auf Sexualität, auf Ordnung sowie Genauigkeit oder auf den eigenen Körper beziehen. Zu den häufigsten Zwangsgedanken im Kindes- und Jugendalter gehören

- Befürchtungen vor Verschmutzung, Verseuchung, Vergiftung oder Krankheit allgemein;
- Befürchtungen, dass Angehörigen etwas Schlimmes passieren wird;
- Gedanken um Ordnung oder Genauigkeit und
- Gedanken um religiöse Inhalte.

Das Kind oder der Jugendliche versucht, solche Gedanken bzw. Impulse, die ihm meist sinnlos erscheinen, zu ignorieren, zu unterdrücken oder sie mithilfe anderer Gedanken (sogenannte geistige, mentale oder verdeckte Zwangshandlungen, wie z. B. lautlose Zählzwänge) oder Handlungen (z. B. Waschen, Kontrollieren, Ordnen, Wiederholen usw.) auszuschalten. Die (verdeckten) Handlungen werden als notwendig erlebt, auch wenn sie bald als automatisiert ablaufend erlebt werden (z. B. „Ich muss diese Kontrollen durchführen, sonst werden die Zwänge immer schlimmer.“). In Tabelle 1 sind Beispiele für häufige Zwangsgedanken aufgeführt.

Tabelle 1: Beispiele zu den häufigsten Zwangsgedanken

Zwangsgedanken	Beispiele
Verschmutzung, Verseuchung	• „Wenn ich mich auf diesen Stuhl setze, wird meine Kleidung schmutzig, und ich muss mich wieder umziehen.“ • „Ich habe etwas Schmutziges angefasst, und dieser Schmutz legt sich wie ein unsichtbarer Film auf meine Haut.“ • „Eine Türklinke anzufassen bedeutet totale Verseuchung durch andere Menschen.“ • „Wenn ich diesen Haltegriff anfasse, dann werde ich durch die Bakterien ganz krank.“

Tabelle 1: Fortsetzung

Zwangsgedanken	Beispiele
Sich selbst oder anderen Schaden zufügen	• „Ich könnte mich mit einem Messer verletzen." • „Wenn ich dieses Zimmer betrete, sehe ich die Zwillinge, denen ich etwas Schlimmes antun könnte."
Aggressive Themen	• „Meiner Mama könnte etwas Schlimmes passieren." • „Ich könnte getötet werden."
Körperbezogene Inhalte	• „Durch das Essen dieser Bonbons könnte ich krank werden."
Horten/Sammeln	• „Ich muss dies behalten, da es zu mir gehört und ich sonst nicht mehr vollständig bin."
Religiöse Inhalte	• „Ich muss dann beten, sonst hat Gott mich nicht mehr lieb." • „Ich könnte ein schlechter Mensch werden und in die Hölle kommen."
Sexuelle Inhalte	• „Meine Mutter könnte durch meine Spermaspuren in der Dusche schwanger werden." • „Hoffentlich bekomme ich kein sexuelles Gefühl, wenn ich in der Nähe von Kindern bin."
Symmetriedrang (Bedürfnis)	• „Wenn ich etwas zufällig berühre, muss ich es auch mit der anderen Hand berühren." • „Die beiden Stifte müssen exakt nebeneinander liegen."
Drang, etwas zu sagen, zu fragen oder zu beichten (einzugestehen)	• „Ich muss alles, was am Tag peinlich war, meiner Mutter erzählen."

Merke: Zwangsgedanken

Immer wiederkehrende Gedanken, Ideen, Vorstellungen oder Impulse, die sich dem betroffenen Kind oder Jugendlichen aufdrängen und als unangenehm erlebt werden, im Allgemeinen unangenehme Gefühle auslösen (insbesondere Angst, Scham oder Ekel) bzw. das normale Denken unterbrechen, werden als *Zwangsgedanken* bezeichnet.

Gedanken, die vom betroffenen Kind oder Jugendlichen immer wieder aktiv eingesetzt werden, um die Zwangsgedanken und die damit zusammenhängenden unangenehmen Gefühle (insbesondere Angst, Scham oder Ekel) zu vermindern, werden als *geistige, mentale* oder *verdeckte Zwangshandlungen* definiert. In der Literatur kommen aber auch die Bezeichnungen Gedankenzwänge, kognitive Rituale oder neutralisierende Zwangsgedanken vor.

3.2 Zwangshandlungen

Zwangshandlungen sind wiederholte, beabsichtigte, beobachtbare, oft aber aufgrund von Scham verheimlichte Verhaltensweisen oder geistige Handlungen (z.B. in Gedanken bis 10 zählen), die häufig auf einen Zwangsgedanken hin nach bestimmten streng zu befolgenden Regeln oder in immer gleicher Weise ausgeführt werden. Obwohl die betroffenen Kinder oder Jugendlichen diese Zwangshandlungen oft als sinnlos und übertrieben auffassen, fühlen sie sich innerlich stark zu ihnen gedrängt (vorwiegend durch bestimmte Zwangsgedanken). Zwangshandlungen werden meist ausgeführt, um sich oder andere vor einer scheinbar drohenden Gefahr zu schützen, bzw. um Ängste, Scham-, Ekelgefühle oder ein Erleben, dass etwas nicht genau richtig bzw. unvollständig ist, zu bekämpfen oder vermeintlich drohendes Unheil zu verhindern.

Das Ausführen der Zwangshandlung führt aber nur kurzfristig zu einer gewissen Verminderung der eigenen Unsicherheit bzw. der unangenehmen Gefühle (Angst-, Scham-, Ekel- oder ein Unvollständigkeits- und Nicht-genau-richtig-Erleben) und somit nur kurzzeitig zur Erleichterung des eigenen Unbehagens. Das Kind oder der Jugendliche sieht meistens ein, dass sein Verhalten übertrieben oder unvernünftig ist, und bemüht sich darum, den Zwangshandlungen zu widerstehen. Aber in der Regel treten dann die unangenehmen Gefühle und Spannungen auf, die dem Betroffenen so unerträglich erscheinen, dass er sehr schnell wieder auf das Ausführen seiner Zwangshandlungen zurückgreift. Dadurch kann er zumindest kurzfristig innere Entlastung erfahren. Wenn eine Zwangshandlung nicht „angemessen“ durchgeführt werden kann, so führt dies wiederum zu einem Anstieg von Anspannung, Angst, Scham, Ekel oder Nicht-genau-richtig-Erleben. Tabelle 2 zeigt Beispiele für häufig vorkommende Zwangshandlungen.

Tabelle 2: Beispiele zu den häufigsten Zwangshandlungen

Zwangshandlungen	Beispiele
Waschen/Reinigen	• Exzessives Händewaschen (jeweils 15 Minuten lang) oder Duschen (zweimal täglich 60 Minuten) • Reinigen von Gegenständen (Schulsachen, Türklinken, Stühle, Bett), auch mittels Desinfektionsspray
Wiederholen	• Vom Stuhl immer wieder aufstehen und hinsetzen • Durch die Tür mehrfach herein- oder hinausgehen • Die Treppe immer wieder hoch- und heruntergehen • Buchabschnitte mehrfach lesen
Kontrollieren	• Kontrollieren von Türen, Schlössern, Lichtschaltern, Wasserhähnen, Elektrogeräten, Stromleisten, Herdplatten oder der Hausaufgaben
Ordnen/Arrangieren	• Teppichfransen genau nebeneinander legen • Ordnen von Kleidungsstücken, Büchern, CDs • Anordnen von Spielzeugautos
Zählen	• Lautloses oder lautliches Zählen während eines Duschvorgangs bis 10 pro zu waschendem Körperteil
Horten/Sammeln	• Notizzettel • Joghurtbecher
Fragezwänge	• „Ist da wirklich nichts passiert und kann nichts passieren?“ • „Habe ich es richtig verstanden, dass Sie ... gesagt haben?“

Die meisten Kinder und Jugendlichen mit Zwängen schämen sich für ihre Zwänge und versuchen, sie dadurch möglichst „heimlich“ oder unbemerkt durchzuführen. Dem Umfeld, insbesondere den Familienmitgliedern, fällt daher oft zunächst auf, dass das betroffene Kind oder der betroffene Jugendliche für Alltagsaktivitäten „mehr Zeit benötigt“, also beispielsweise längere Zeit im Badezimmer verbringt, längere Zeit braucht, um sich anzuziehen usw. Manche Kinder oder Jugendliche mit Zwängen wirken verträumt oder unkonzentriert (beispielsweise in der Schule), während sie mit Zwängen auf gedanklicher Ebene beschäftigt sind. Ferner bemerken Familienmitglieder, insbesondere Eltern, häufig zunächst die „Folgen“ der Zwangsstörung, wie beispielsweise bei einem Kind oder Jugendlichen mit einem Waschzwang einen erhöhten Wasser-, Seife- oder Shampooverbrauch oder eine größere Menge zu waschender Kleidungsstücke oder einen erhöhten Toilettenpapier- bzw. Handtuchverbrauch.

4 Wie viele Kinder und Jugendliche sind betroffen?

Die Häufigkeit von Zwangsstörungen im Kindes- und Jugendalter liegt in der Allgemeinbevölkerung zwischen 1 % und 3 %.

Es gibt Anhaltspunkte dafür, dass im Kindesalter Jungen häufiger unter Zwangsstörungen leiden als Mädchen (Verhältnis 3 : 2). Dagegen ist davon auszugehen, dass im Jugend- und Erwachsenenalter männliche und weibliche Personen in etwa gleich häufig von einer Zwangsstörung betroffen sind, es jedoch eine gewisse Tendenz gibt, dass Zwangsstörungen etwas häufiger beim weiblichen Geschlecht auftreten.

5 Welche weiteren Probleme treten häufig noch auf?

Zwangsstörungen beeinträchtigen Kinder und Jugendliche häufig

- *in ihrem normalen Tagesablauf.* Aufgrund des Zeitaufwandes für die Zwänge, aber auch dadurch, dass einiges durch die Zwänge nicht mehr getan werden kann, z. B. dass sie ein Zimmer nicht mehr betreten können, sich nicht auf bestimmte Stühle setzen können, sich nicht ausreichend konzentrieren usw.;
- *in schulischen oder beruflichen Leistungen.* Insbesondere aufgrund von Zwängen, die sich ausdrücklich auch auf die schulischen Fertigkeiten beziehen, also z. B. Schreib-, Lese- oder Wiederholungszwänge, aber auch durch Unpünktlichkeit und Fehlstunden, die sich ergeben, wenn die Kinder und Jugendlichen mit der Durchführung ihrer Zwänge zu Hause oder auf dem Schulweg nicht pünktlich fertig werden;
- *in ihren Freizeitaktivitäten und in den Kontakten zu Gleichaltrigen.* Aufgrund des Zeitmangels durch die Zwänge, aber auch, wenn man keine Kraft mehr für und kein Interesse mehr an Freizeitaktivitäten oder Treffen mit Gleichaltrigen hat; einige Kinder und Jugendliche schränken ihre Freizeitaktivitäten und Kontakte zu Gleichaltrigen auch ein, weil sie befürchten, dass jemand ihre Zwänge bemerken könnte;
- *in der Familie.* Beeinträchtigung des normalen Tagesablaufs der gesamten Familie, z. B. durch lange Verweildauer des betroffenen Kindes im Bade-

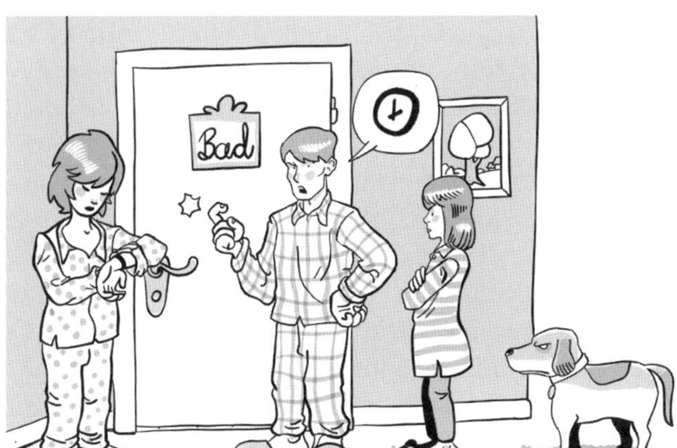

zimmer, aber auch, wenn Familienmitglieder in die Zwänge mit einbezogen werden, beispielsweise beim Waschen des Kindes mitzählen oder Handtücher anreichen oder aber auch Fragen beantworten oder Rückversicherungen geben müssen (z.B. „Ja, du hast dies gerade schon gefragt.“). Häufig kommt es zu einer extremen Belastung der gesamten Familie.

Darüber hinaus haben Kinder und Jugendliche mit Zwangsstörungen häufig noch andere Probleme:

- *Ängste und Angststörungen.* Viele Kinder und Jugendliche mit Zwangsstörungen haben Ängste, die in Zusammenhang mit ihrer Zwangsproblematik stehen, das bedeutet, die Zwänge werden ausgeführt, damit die Ängste sich vermindern.

  Beispiele

  - Die siebenjährige Charlotte kann kein Papier wegwerfen, da sie Angst hat, dass ihrer Mutter etwas Schlimmes passieren könnte.
  - Der 12-jährige Jakob überprüft das Haltbarkeitsdatum von Nahrungsmitteln, aus Angst, dass diese nicht mehr gut sein könnten und er dann krank werden könnte.

  Einige Kinder und Jugendliche haben auch Ängste, die unabhängig von einer Zwangsstörung oder zusätzlich zu dieser auftreten. Dazu gehören insbesondere Ängste oder Unsicherheiten, wenn sie mit anderen Menschen zusammen sind, Ängste vor bestimmten Tieren, Gegenständen oder Situationen (z.B. vor Hunden, Spritzen, Höhenangst), Ängste vor der Trennung von engen Bezugspersonen (insbesondere Eltern), Ängste vor Menschenansammlungen, Panik in unspezifischen Situationen sowie auch Ängste und Sorgen hinsichtlich verschiedener Alltagsaktivitäten oder Lebensereignisse. Sind diese Ängste übermäßig ausgeprägt und beeinträchtigen diese die Kinder und Jugendlichen in ihrem Alltagsleben, dann kann es sich möglicherweise auch um eine entsprechende Angststörung handeln. Bei einer Angststörung führen Kinder und Jugendliche zur Verminderung ihrer Ängste keine Zwänge durch.
- *Traurigkeit, Niedergeschlagenheit, Selbstwertprobleme und Depression.* Häufig berichten Kinder und Jugendliche mit Zwangsstörungen von Traurigkeit, Niedergeschlagenheit, Unglücklichsein, Rückzugsverhalten und mangelndem Selbstwertgefühl. Diese Auffälligkeiten, die sich auch zu einer depressiven Störung entwickeln können, entstehen meist infolge der star-

ken Belastungen und Beeinträchtigungen durch die Zwangsstörung, können aber auch schon vorher oder davon unabhängig auftreten. Grübeln im Rahmen von depressiven Störungen kann Zwangsgedanken ähneln, wird aber von den betroffenen Kindern und Jugendlichen als sinnhaft und passend zu ihrer Stimmung erlebt. Demgegenüber beschreiben die meisten Kinder und Jugendlichen mit Zwangsstörungen ihre Zwänge als unsinnig.

- *Tics, Tic-Störungen und Tourette-Syndrom.* Einige Kinder und Jugendliche mit Zwangsstörungen weisen Muskelzuckungen, wie beispielsweise Augenzwinkern, Augen nach oben rollen, Nase hochziehen, Schultern hochziehen, Schleudern eines Armes oder Lautäußerungen, wie z. B. Räuspern, Schniefen, Grunzen, auf. Dies können motorische oder vokale Tics sein. Sie treten unwillkürlich auf, also wie automatisch, so als würde der Körper plötzlich etwas einfach so machen, auf das man keinen Einfluss hat. Demgegenüber werden bei einer Zwangsstörung die Bewegungen oder Lautäußerungen willkürlich, also absichtlich, durchgeführt. Sie dienen vorwiegend dazu, etwas Schlimmes zu verhindern. Tics können relativ unauffällig auftreten, so dass sie von anderen überhaupt nicht oder kaum wahrgenommen werden, wie beispielsweise Blinzeln. Sie können aber auch sehr auffällig sein, wie z. B. Arm- oder Rumpfbewegungen, Hüpfen, das Ausstoßen von Wörtern oder Schreien.
  Kinder und Jugendliche mit einem sogenannten Tourette-Syndrom, bei dem motorische und vokale Tics in vielfältiger Form gemeinsam auftreten, erleben häufig ein zwangsähnliches Körpergefühl (beispielsweise Kribbeln, Kitzeln, Anspannung), wodurch sie zur Ausführung eines bestimmten Tics gedrängt werden. Bisweilen haben sie auch das Gefühl, einen Tic „nicht richtig“ ausgeführt zu haben. Überdies entsteht bei ihnen häufig im Laufe dieser Erkrankung zusätzlich eine Zwangsstörung.
- *Aufmerksamkeitsdefizit-/Hyperaktivitätsstörung oder Störungen des Sozialverhaltens.* Manche Kinder und Jugendliche mit Zwangsstörungen sind sehr unruhig, stehen immer wieder auf und laufen herum, sind leicht ablenkbar und haben Schwierigkeiten, angefangene Beschäftigungen zu Ende zu bringen. Sie handeln ohne nachzudenken und reden teilweise sehr viel. Diese Symptome der Unaufmerksamkeit, Überaktivität und Impulsivität können so stark ausgeprägt sein, dass zusätzlich zu einer Zwangsstörung eine Aufmerksamkeitsdefizit-/Hyperaktivitätsstörung diagnostiziert wird. Vor allem Unaufmerksamkeit kann aber auch direkt durch Zwangsgedanken ausgelöst werden. In einem solchen Fall wäre die Unauf-

merksamkeit kein Hinweis auf eine Aufmerksamkeitsdefizit-/Hyeraktivitätsstörung.
Kinder und Jugendliche mit Zwangsstörungen können schnell wütend werden, insbesondere dann, wenn sie ihre Zwänge nicht so durchführen können, wie sie möchten oder auch wenn andere, insbesondere Eltern, sie nicht so bei der Durchführung ihrer Zwänge unterstützen, wie sie es sich vorgestellt haben. Treten Wutausbrüche und häufiges Streiten mit anderen (insbesondere Erwachsenen) aber auch unabhängig von den Zwängen auf, sowie auch häufiges Ärgern anderer, Stehlen, häufiges Lügen, Zerstören von Gegenständen, Schulschwänzen oder Weglaufen von zu Hause, dann können dies auch Symptome einer Störung des Sozialverhaltens sein.

- *Essstörungen.* Einige Kinder und Jugendliche mit Zwangsstörungen beschäftigen sich übermäßig oder ritualisiert mit dem Nahrungseinkauf und der Nahrungsaufnahme, der äußeren Erscheinung oder ihrem Körpergewicht. Wenn sie dabei Befürchtungen haben, die sich auf Figur und Gewicht konzentrieren (insbesondere zu „dick" zu sein sowie mit dem eigenen Körper unzufrieden zu sein), dann liegen Symptome einer Essstörung vor. So geht insbesondere die Magersucht oft mit zwanghaftem Verhalten oder einem Hang zu Perfektionismus einher. Die Befürchtungen der Kinder und Jugendlichen mit ausschließlichen Zwangsstörungen haben vor allem andere Inhalte, nämlich allgemeine schlimme Konsequenzen bzw. Katastrophen (z. B. dass jemandem etwas Schlimmes passiert, jemand krank werden könnte oder dass man jemandem etwas antun könnte). Manche Kinder und Jugendliche mit ausschließlichen Zwängen verbringen sehr viel Zeit beim Einkaufen, da sie sich beispielsweise nicht für ein bestimmtes Nahrungsmittel entscheiden können (z. B. „Ich muss die richtige Müslipackung kaufen"; unabhängig davon wie viele Kalorien sie hat). Einige Kinder und Jugendliche mit ausschließlichen Zwangsstörungen teilen beispielsweise ihr Essen auf dem Teller genau ein oder ordnen es genau an, damit jemand anderem nichts Schlimmes passiert (und nicht, um nicht zu viel zu essen, damit sie nicht dick werden). In seltenen Fällen stellen Kinder und Jugendliche mit Zwängen das Essen und Trinken ein, da sie Angst vor einer Vergiftung oder anderen negativen, z. B. peinlichen, Folgen der Nahrungsaufnahme haben (nicht, um nicht zuzunehmen).

6 Wie verläuft die weitere Entwicklung?

Zu Beginn der Zwangsstörung treten meist Zwangshandlungen vor Zwangsgedanken auf. Die Anzahl der Zwangssymptome sowie auch ihre Erscheinungsformen (also beispielsweise Waschen/Reinigen, Kontrollieren, Ordnen, Wiederholen, Sammeln, Zählen, Fragen) können bei den Kindern und Jugendlichen sehr verschieden sein und können sich auch im Verlauf der Zwangsstörung individuell verändern.

Zwangsstörungen beginnen meist im Grundschul- oder Jugendalter, und dabei besonders häufig im Alter von 10 bis 11 Jahren, können aber auch schon ab dem Alter von 3 Jahren auftreten. Dass ausgeprägte Zwänge von selbst wieder verschwinden, ist zwar möglich, aber selten. Meist nehmen die Zwangssymptome im Erkrankungsverlauf zu und bleiben bestehen, werden durch andere Zwangssymptome ergänzt oder abgelöst. Eine Zwangsstörung kann aber auch episodisch verlaufen, indem die Zwangssymptome nur in manchen Zeiträumen auftreten.

Durch eine Psychotherapie, gegebenenfalls in Kombination mit einer medikamentösen Behandlung, kann für die Mehrheit der Kinder und Jugendlichen eine Verminderung der Zwangssymptomatik erreicht werden. Bei einigen Kindern und Jugendlichen verschwindet die Zwangssymptomatik und tritt nie mehr auf, bei manchen Kindern zeigt sie sich nach einiger Zeit erneut.

Einige Jahre nach einer Behandlung der Zwangsstörung mit Psychotherapie und/oder Pharmakotherapie (die entsprechenden Untersuchungen erfolgten durchschnittlich 5 bis 6 Jahre nach Therapieende) zeigen ca. 45 % der Kinder und Jugendlichen immer noch oder erneut eine Zwangsstörung. Zu diesem Zeitpunkt weisen einige Kinder und Jugendliche weitere Probleme auf, insbesondere Angststörungen, depressive Störungen und Tic-Störungen, aber auch im sozialen Bereich.

Ein früher Beginn sowie eine längere Dauer der Zwänge scheinen sich ungünstig auf die Entwicklung der Störung auszuwirken.

7 Was sind die Ursachen?

7.1 Faktoren, die bei der Entstehung einer Zwangsstörung eine Rolle spielen

Eine alles umfassende Erklärung für die Entstehung einer Zwangsstörung gibt es bislang nicht. Es wird angenommen, dass das Zusammenwirken verschiedener Faktoren, die für jede Person unterschiedlich ausgeprägt sind, zur Entstehung einer Zwangsstörung führt. Dabei sind folgende Faktoren wichtig:

Biologische Faktoren. Zwillingsstudien und Familienstudien zeigen eine genetische Veranlagung für die Entwicklung einer Zwangsstörung auf, d.h. nicht selten finden sich in einer Familie mehrere Betroffene. Neurobiologisch betrachtet wird davon ausgegangen, dass es zu Beeinträchtigungen in Regelkreisschleifen zwischen verschiedenen Hirnbereichen (insbesondere Frontalhirn, Basalganglien, Thalamus) kommt. Störungen des Gehirnstoffwechsels mit dem Botenstoff Serotonin scheinen in diesem Zusammenhang ebenfalls eine Bedeutung zu haben.

Zwänge können in seltenen Fällen nach einer bakteriellen Infektion mit Streptokokken auftreten (dies wird als PANDAS-Erkrankung bezeichnet: *P*ediatric *A*utoimmune *N*europsychiatric *D*isorders *A*ssociated with *S*treptococcal Infections).

Eigenschaften der Kinder bzw. Jugendlichen. Bei Kindern und Jugendlichen mit Zwangsstörungen wurden häufig folgende Persönlichkeitsmerkmale nachgewiesen:

- Perfektionismus,
- übermäßige Sorgfalt,
- Gewissenhaftigkeit,
- überzogene Normorientierung,
- übermäßige Vorsicht,
- übertriebenes Verantwortungsgefühl,
- Unentschlossenheit,
- Zweifel,
- Verlangsamung/Antriebsverminderung bei Aktivitäten,
- rigides, eigensinniges Verhalten.

Eigenschaften der Eltern/familiäre Belastungsfaktoren. Eltern von Kindern und Jugendlichen mit Zwangsstörungen weisen mehr psychische Probleme oder Störungen auf als Eltern gesunder Kinder. Wenn Eltern eigene psychische Probleme oder Störungen haben, dann haben auch die Kinder ein höheres Risiko für die Entwicklung einer psychischen Erkrankung. Neben der genetischen Veranlagung sind auch familiäre Belastungsfaktoren bedeutsam. So können beispielsweise ein überbehütendes Erziehungsverhalten, hohe Leistungsanforderungen, häufige Kritik sowie weniger emotionale Unterstützung und Nähe in der Familie zur Entstehung einer Zwangsstörung beitragen. Weisen Elternteile selbst zwanghafte Verhaltensweisen, zwanghafte Persönlichkeitszüge oder auch Zwangsstörungen auf, dann kann sich das Kind durch Beobachtung und Nachahmung entsprechende „zwanghafte Verhaltensweisen" aneignen, wie beispielsweise übermäßiges Aufräumen oder das Kontrollieren der Haustür (Lernen am Modell).

Umweltbezogene Belastungsfaktoren bzw. kritische oder traumatische Lebensereignisse. Für die Entwicklung einer Zwangsstörung können umweltbezogene Belastungsfaktoren, wie beispielsweise problematische Beziehungen zu Gleichaltrigen, ebenfalls bedeutsam sein. Kritische oder möglicherweise traumatisierende Lebensereignisse (z. B. Erkrankung, Verlust oder Tod eines nahestehenden Menschen, Mobbingerfahrungen, Leistungsstress in der Schule) sowie auch Lebensereignisse, die normale Entwicklungsaufgaben darstellen (z. B. Eintritt in den Kindergarten/die Schule, Klassenwiederholung/-überspringung, Beginn der Pubertät, Schulwechsel oder Umzug), können das Risiko für die Entwicklung von Zwängen erhöhen oder ihr spezifischer Auslöser sein. Auslöser können aber auch geringfügige Ereignisse sein, wie z. B. das Ansehen eines als bedrohlich erlebten Filmes.

7.2 Erklärungsansätze zur Entstehung der Zwangsstörung

Nachfolgend werden Modelle zur Entstehung der Zwangsstörung dargestellt, in denen verschiedene Faktoren berücksichtigt werden.

Lern- und verhaltenstheoretische Ansätze. Im Rahmen dieser Ansätze wird davon ausgegangen, dass bestimmte Lernprozesse für die Entstehung einer Zwangsstörung wesentlich sind. Dies wird an folgendem Beispiel verdeutlicht:

Beispiel

Der Bruder des 12-jährigen Maximilian erkrankt an Leukämie. Infolgedessen wird in der Familie sehr viel Wert auf Hygiene und Sauberkeit gelegt. So wird Maximilian zunächst von seinen Eltern mit den Worten „Denke an deinen Bruder, er soll bald wieder gesund werden" zu häufigerem Händewaschen angehalten. Maximilian lernt daraus, dass man sich durch Händewaschen vor Krankheiten schützen kann. Als er selbst eine Wurmerkrankung bekommt, erlebt er diese zunächst als sehr belastend und verunsichernd, da es einige Zeit dauert, bis sie diagnostiziert wird. Bei der schließlich erfolgten Mitteilung der Diagnose und möglicher Ursachen geht er sofort davon aus, dass er daran erkrankt ist, weil er sich selbst nicht genügend die Hände gewaschen hat („Hätte ich mir öfter die Hände gewaschen, wäre dies nicht passiert, nur durch Händewaschen kann ich mich vor schlimmen Erkrankungen schützen."). Maximilian vermeidet es nun, Türklinken anzufassen, und er wäscht sich zunehmend häufiger die Hände. Durch das Händewaschen erlangt er kurzfristig die „Sicherheit" keine schlimme Erkrankung zu bekommen (kurzfristige Abnahme der Anspannung). Langfristig wird diese vermeintlich erfolgreiche Bewältigungsstrategie immer häufiger eingesetzt und somit das Zwangsverhalten weiter stabilisiert.

Kognitive Erklärungsansätze. In diesen Erklärungsansätzen wird angenommen, dass in unserem normalen Gedankenablauf auch aufdringliche oder schlimme Gedanken vorkommen (z. B.: „Ich könnte ein schlimmer Mensch werden", „Ich könnte die Mama verletzen", „Ich könnte die Haustür nicht richtig zugemacht haben und nun könnten Einbrecher das ganze Haus ausräumen."). Wenn das Kind bzw. der Jugendliche nun aufdringliche Gedanken als negativ bewertet und dadurch Unruhe und Erregung auslöst, die es bzw. er dann durch (geistige) Zwangshandlungen zu vermindern versucht, entwickelt sich eine Zwangssymptomatik. Der Verminderungsversuch ist allerdings nur vorübergehend und auch nicht gänzlich erfolgreich, so dass die Bedeutsamkeit der aufdringlichen Gedanken verstärkt wird. Erneut steigen die Erregung und Unruhe an und es wird abermals versucht, diese durch (geistige) Zwangshandlungen abzubauen.

Biopsychosoziales Modell. Im biopsychosozialen Modell werden verschiedene mögliche Risiko- oder Einflussfaktoren für die Entstehung einer Zwangsstörung einbezogen (vgl. Abbildung 1).

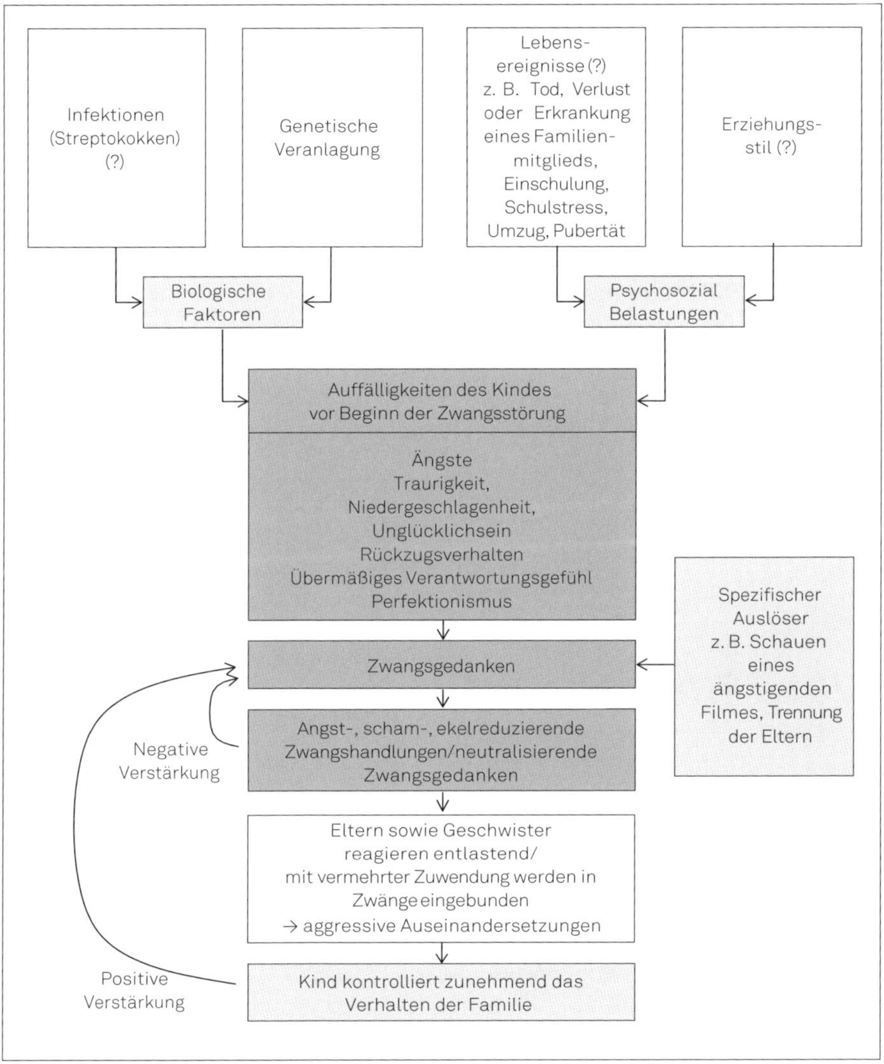

Abbildung 1: Biopsychosoziales Modell zur Entwicklung von Zwangsstörungen (modifiziert nach Goletz et al., 2018)

Ein Zusammenwirken biologischer Faktoren, psychosozialer Belastungen und Auffälligkeiten des Kindes vor Beginn der Zwangsstörung wird als wesentliche Voraussetzung für die Entwicklung einer Zwangsstörung angenommen. Sie entsteht auf dieser Basis, oft durch ein spezifisches Ereignis ausgelöst. Das Bemühen des Kindes oder Jugendlichen, seine Zwangsgedanken durch angst-, scham-, ekelreduzierende Zwangshandlungen oder gedankliche Rituale abzubauen, ist nur kurzfristig erfolgreich. Denn langfristig wird die Zwangssymptomatik immer mehr verstärkt und aufrechterhalten. Eltern, teilweise auch Geschwister, reagieren häufig entlastend und mit vermehrter Zuwendung. Die Kinder und Jugendlichen binden die Eltern und Geschwister zunehmend in ihre Zwänge ein (beispielsweise indem Familienmitglieder etwas mitordnen oder mitzählen müssen) und kontrollieren damit immer mehr das Verhalten der Familienmitglieder. Innerhalb der Familie können besonders dann aggressive Auseinandersetzungen entstehen, wenn sich Elternteile nicht in die Zwangssymptomatik einbinden lassen, also diese nicht mit unterstützen (z. B. kein Kauf größerer Mengen Waschlotion, kein Anreichen von Handtüchern nach einem Waschvorgang, Schließen von Türen, obwohl das Kind, diese nicht mit der Hand öffnen kann).

8 Wie werden Zwangsstörungen aufrechterhalten?

Wie in Kapitel 7 aufgezeigt entstehen Zwangsstörungen durch das Zusammenwirken verschiedener Faktoren, wobei Belastungsfaktoren bzw. Belastungssituationen im Allgemeinen wesentlich sind.

Die oft sehr genaue (insbesondere in bestimmten Abläufen oder Reihenfolgen erfolgende) Durchführung der Zwänge erfordert normalerweise besondere Aufmerksamkeit und Konzentration, so dass man meist kaum oder gar nicht dazu in der Lage ist, sich mit etwas anderem zu beschäftigen. In dieser Zeit kann man sich auch nicht oder nur wenig mit den Belastungen auseinandersetzen, die ursprünglich zur Zwangssymptomatik geführt haben. Wenn die Zwangssymptomatik sehr ausgeprägt und chronifiziert ist, dann wird diese meist auch als so belastend erlebt, dass es häufig sehr mühsam ist, den Alltag aufrechtzuerhalten, und daher wenig Zeit und Kraft für andere Beschäftigungen und Interessen bleibt. Die Durchführung der Zwänge gibt zudem durch ihre meist ritualisierte Abfolge Struktur und Sicherheit (man weiß, was zu tun ist), und bildet dadurch gleichsam einen „Schutz“ gegen die „Unsicherheit“ (eventuell auch gegen Rat-, Plan- und Haltlosigkeit oder ein Hilflosigkeitserleben), die Belastungen mit sich bringen. Des Weiteren führt die Durchführung der Zwänge normalerweise (es sei denn, dass die Symptomatik sehr schwer ausgeprägt ist) zumindest kurzfristig zu einer Reduktion der Anspannung sowie oft auch der unangenehmen Gefühle oder Befürchtungen (z. B. Angst, dass einem Elternteil etwas Schlimmes passiert, Angst vor schlimmen Erkrankungen, Angst vor Verseuchung, Angst ein schlechter Mensch zu sein oder schlechte Leistungen zu zeigen) und damit zu einer kurzzeitigen Entlastung, solange bis die Zwänge erneut durchgeführt werden müssen.

Die Kinder und Jugendlichen erleben die Durchführung der Zwänge also kurzfristig als hilfreich, was dazu führt, dass sie sie bei wieder auftretenden Ängsten oder Befürchtungen oder auch beim Auftreten von Zwangsgedanken erneut ausführen werden. Wenn die Kinder und Jugendlichen während der bzw. im Anschluss an die Durchführung der Zwänge Zuwendung, Mitgefühl und Trost durch die Familienmitglieder, insbesondere die Eltern, erfahren, dann wird die Zwangssymptomatik dadurch positiv verstärkt (für die Durchführung der Zwänge erhält man eine positive Konsequenz). Das Kind bzw. der

Jugendliche lernt, dass es bzw. er „zumindest“ Zuwendung und Trost während oder nach der Durchführung seiner Zwänge erhält.

Meist aus dem Wunsch heraus, dem eigenen Kind bei der Bewältigung seiner Zwangssymptomatik helfen zu wollen, lassen sich Eltern häufig immer mehr in diese einbinden. Dies kann dadurch erfolgen, dass sie die Durchführung der Zwänge unterstützen (Einkauf großer Menge Waschlotion, häufiges Wäschewaschen, wiederholte Beantwortung von Fragen oder Geben von Rückversicherungen, Anreichen von Handtüchern oder anderen Gegenständen). Eine andere Möglichkeit der Unterstützung besteht darin, dass sie ihre Kinder dabei unterstützen, dass Situationen, die Zwänge auslösen, vermieden werden. Damit ein Kind morgens vor der Schule rechtzeitig fertig wird, öffnet die Mutter die Zahnpastatube, streicht die Zahnpasta auf die Zahnbürste und reicht sie ihm, damit es nicht die Zahnpastatube wiederholt öffnen und schließen muss und die Zahnpasta auch nicht wiederholt auf die Zahnbürste drücken muss. Oder die Mutter packt die Schultasche und schließt sie, damit das Kind die Schulsachen nicht wiederholt ein- und auspacken muss. Eine immer stärkere Einbindung der Eltern bedeutet eine stärkere Aufrechterhaltung und damit eine Chronifizierung der Zwangssymptomatik. Sobald Eltern versuchen, sich dieser Einbindung zu entziehen, führt dies meist zu großer Verzweiflung, teilweise auch Aggressionen (z. B. Beschimpfungen bis hin zu körperlichen Aggressionen) bei ihrem Kind, aber auch bei seinen Eltern.

9 Was kann man tun?

Bisher sind keine Möglichkeiten bekannt, vorbeugend etwas gegen Zwänge zu unternehmen. Da Zwangsstörungen nur sehr selten von selbst wieder verschwinden, ist es im Allgemeinen erforderlich, professionelle Hilfe, also eine Behandlung, in Anspruch zu nehmen.

Sollte mindestens eines der folgenden Kriterien auf dich/Ihr Kind zutreffen, dann würden wir dir/Ihnen empfehlen, professionelle Hilfe aufzusuchen:

1. Tägliches Auftreten von Zwangsgedanken und/oder Zwangshandlungen.
2. Das Kind bzw. der Jugendliche muss seine Zwänge durchführen und schafft es nicht oder nur vereinzelt, sie nicht durchzuführen.
3. Das Kind bzw. der Jugendliche und/oder seine Eltern oder andere Bezugspersonen leiden unter der Zwangsproblematik.
4. Das Kind bzw. der Jugendliche ist oder fühlt sich durch seine Zwänge im Familienleben (gemeinsame Aktivitäten, häusliche Aufgaben), in der Schule/Ausbildung/im Beruf/beim Lernen oder im Freizeitbereich (Treffen mit Freunden, Hobbys, Vereine, Partys) beeinträchtigt.

Wenn Sie, als Eltern, unsicher sind, ob eine Zwangsstörung vorliegt und ob eine Behandlung erforderlich ist, dann suchen Sie lieber eine Praxis für Kinder- und Jugendlichenpsychotherapie oder eine Praxis für Kinder- und Jugendpsychiatrie und -psychotherapie zur diagnostischen Abklärung auf. Denn – wie erwähnt – verbessert sich durch eine frühe Behandlung die Prognose dieser eher zur Chronifizierung neigenden Erkrankung.

Nachfolgend wird beschrieben, welche Behandlungsformen hilfreich für ein Kind oder einen Jugendlichen mit einer Zwangsstörung sind. Darüber hinaus wird aufgezeigt, was ein älteres Kind oder Jugendlicher selbst zur Bewältigung seiner Zwänge tun kann. Auch Eltern, aber auch Erziehern, Lehrkräften, Ausbildern, Trainern und sonstigen Bezugspersonen wird verdeutlicht, wie sie das Kind oder den Jugendlichen bei der Bewältigung seiner Zwänge unterstützen können.

9.1 Psychotherapie

Eine psychotherapeutische Behandlung erfolgt durch einen Kinder- und Jugendlichenpsychotherapeuten sowie einen Psychologischen oder Ärztlichen Psychotherapeuten mit Zulassung für Kinder und Jugendliche. Im deutschen Gesundheitssystem werden in der Kinder- und Jugendlichenpsychotherapie von den Krankenkassen die psychoanalytische Therapie, die tiefenpsychologisch fundierte Psychotherapie und die Verhaltenstherapie bezahlt. Dafür muss ein Antrag auf eine kinder- und jugendlichenpsychotherapeutische Behandlung, der gemeinsam vom Therapeuten und den Eltern gestellt wird, von der Krankenkasse bewilligt werden. Ein Facharzt für Kinder- und Jugendpsychiatrie und -psychotherapie kann auch ohne gesonderte Bewilligung durch die Krankenkassen psychotherapeutisch tätig sein.

Da sich die kognitive Verhaltenstherapie in den letzten Jahrzehnten als wirksamste Behandlungsmethode von Zwangsstörungen erwiesen hat, stellt sie für die meisten Kinder und Jugendlichen die Behandlungsmethode der Wahl dar. So zeigen Studien zur Wirksamkeit dieser Behandlungsform Verbesserungen der Zwangssymptomatik von durchschnittlich 45 % bis 67 % auf. Die Behandlung kann bei den meisten Kindern und Jugendlichen mit Zwangsstörungen ambulant durchgeführt werden.

Insbesondere bei schweren oder innerhalb von etwa 6 Monaten nicht ausreichend gebesserten Zwangsstörungen kann die kognitiv-verhaltenstherapeutische Behandlung mit einer medikamentösen Behandlung kombiniert werden. Eine tagesklinische (teilstationäre) oder (voll)stationäre Behandlung kann bei sehr schweren oder innerhalb von etwa 6 Monaten nicht ausreichend gebesserten Zwangsstörungen notwendig sein.

Kognitiv-verhaltenstherapeutische Behandlung

In der kognitiv-verhaltenstherapeutischen Behandlung soll die Zwangssymptomatik durch direkte Methoden vermindert werden oder gänzlich verschwinden. Weiterhin sollen die Faktoren verändert werden, die die Zwangssymptomatik (mit-)bedingen und aufrechterhalten (insbesondere andere psychische Probleme oder Auffälligkeiten sowie Probleme im Familiensystem, in Kindergarten, Schule, oder Ausbildung, im Gleichaltrigen- oder Freizeitbereich).

Vor Behandlungsbeginn erfolgt eine umfangreiche psychodiagnostische Untersuchung, um die Probleme und Auffälligkeiten des Kindes bzw. Jugendlichen genau zu erfassen. Die Behandlung findet im Allgemeinen in wöchentlichen Sitzungen mit dem Kind oder Jugendlichen statt. Normalerweise ist die aktive Mitarbeit der Eltern für den Erfolg einer kinder- und jugendlichenpsychotherapeutischen Behandlung wesentlich. Insbesondere im Rahmen der Behandlung jüngerer Kinder ist eine intensivere therapeutische Arbeit mit den Eltern erforderlich.

Die kognitiv-verhaltenstherapeutische Behandlung beinhaltet die Kombination oder Teilkombination folgender Behandlungskomponenten:

- *Aufklärung und Beratung (Psychoedukation)*
- *Veränderungen (Interventionen) in der Familie* zur Verminderung familiärer Bedingungen, welche die Symptomatik mit hervorrufen und/oder aufrechterhalten
- *Veränderungen (Interventionen) im Kindergarten/in der Schule/in der Ausbildungsstätte, gegebenenfalls im sonstigen Umfeld des Kindes bzw. Jugendlichen,* zur Verringerung von Bedingungen des sozialen Umfeldes (Kindergarten, Schule, Ausbildungsstätte oder andere soziale Kontexte, wie Gleichaltrigengruppe, Freizeitbereich), welche die Symptomatik mit hervorrufen und/ oder aufrechterhalten
- *Exposition mit Reaktionsmanagement*
- *Kognitive Interventionen.*

Aufklärung und Beratung (Psychoedukation). Allgemeine psychologisch-medizinische Informationen über Zwangsstörungen werden der Familie vermittelt, und es wird auf die individuelle Zwangsproblematik des Kindes oder Jugendlichen eingegangen. In diesem Zusammenhang ist besonders wichtig, über die verschiedenen Behandlungsmöglichkeiten von Kindern und Jugendlichen mit Zwangsstörungen zu sprechen (Psychotherapie und/oder medikamentöse Behandlung in ambulanter, teilstationärer oder stationärer Umgebung), um dann die für das Kind bzw. den Jugendlichen angezeigte individuelle Behandlungsform aufzuzeigen.

Mit Einverständnis des Kindes oder Jugendlichen und dem der Eltern können Erzieher, Lehrer, Ausbilder oder wichtige Personen aus dem Freizeitbereich (z. B. Trainer) ebenfalls über das Störungsbild informiert werden.

Veränderungen (Interventionen) in der Familie. In Gesprächen mit der Familie wird zunächst herausgestellt, welche Auswirkungen die Zwangsstörung auf die einzelnen Familienmitglieder hat. Dabei ist wichtig, wie die einzelnen Familienmitglieder bislang mit der Zwangssymptomatik des Kindes oder Jugendlichen und den damit zusammenhängenden Auswirkungen auf die Familie umgegangen sind (also welche Bewältigungsstrategien angewandt wurden). Ferner werden andere Probleme und Konflikte in der Familie, die mit der Zwangssymptomatik in Zusammenhang stehen können, herausgearbeitet und bearbeitet. Derartige Probleme können beispielsweise Partnerkonflikte der Eltern, Konflikte durch Unabhängigkeitstendenzen des Jugendlichen, Geschwisterrivalitäten oder psychische Auffälligkeiten bzw. Störung eines Elternteils/beider Elternteile oder eines Geschwisters sein. Ein nicht angemessener Umgang der Familie mit Gefühlen (z. B. Gefühle werden nicht ausgedrückt oder nicht angesprochen) und eine nicht angemessene Kommunikation in der Familie (z. B. kein Lob durch die Eltern, wenn das Kind etwas besonders gut gemacht hat) können auch zu solchen Problemen zählen. Die während der Problembearbeitung möglicherweise auftretenden Schuldgefühle (z. B. „Wir sind schuld an deinen Zwängen.") oder gegenseitigen Schuldzuweisungen (z. B. „Wärest du nicht gegangen, hätte ich meine Zwänge nicht." „Du tust das nur, um uns zu ärgern und könntest es lassen, wenn du nur wolltest.") werden im Gespräch aufgegriffen und zugunsten eines Verständnisses für die Zwangsstörung des Kindes oder Jugendlichen abgebaut. Dabei sind auch das ausdrückliche Herausstellen und Ausbauen der familiären Stärken zur Bewältigung der Zwangssymptomatik und ihrer Konsequenzen wesentlich. Mit dem Kind oder Jugendlichen und seinen Familienmitgliedern werden die Faktoren, die die Zwangsstörung (mit-)bedingen und aufrechterhalten, erarbeitet und in einem sogenannten Zwangsstörungsmodell zusammengetragen. Ausgehend von diesem Störungsmodell werden die entsprechenden Interventionen dargelegt. Es ist wichtig, der Familie zu vermitteln, dass Vermeidung der Zwänge sowie Entlastung während der Durchführung der Zwänge keine angemessenen Strategien zur Bewältigung der Zwangssymptomatik darstellen. Denn Vermeidung und Entlastung helfen nur scheinbar und auch lediglich kurzzeitig, langfristig verstärken sie aber die Zwangssymptomatik. Diese wird jedoch vermindert, indem sich der Betroffene mit zwangsauslösenden Reizen bzw. Situationen konfrontiert.

Weisen Eltern(-teile) perfektionistische Ansprüche oder zwanghafte Tendenzen auf, so ist es wichtig, darüber zu sprechen, um Gemeinsamkeiten der Familienmitglieder zu verdeutlichen. Dies trägt zur Entlastung des Kindes oder Jugendlichen mit einer Zwangsstörung bei („Ich bin Mama ähnlich.“).

Die Familie wird durch die Zwangssymptomatik des Kindes oder Jugendlichen meist so sehr beansprucht, dass für gemeinsame Aktivitäten und Beschäftigungen kaum mehr Zeit und Kraft vorhanden ist. Deshalb werden (wieder) regelmäßige gemeinsame familiäre Aktivitäten eingerichtet (z. B. gemeinsame Spielzeiten, Sportaktivitäten, Eiscafé-Besuch, Ausflüge). So soll die Aufmerksamkeit der Familienmitglieder, die häufig fast ausschließlich auf die Zwangssymptomatik gerichtet ist, sich auch wieder etwas Schönem zuwenden.

Verhaltensweisen der Eltern, die ihr Kind bisher bei der Durchführung seiner Zwänge unterstützt haben, werden schrittweise abgebaut. Dies ist sowohl mit dem betroffenen Kind oder Jugendlichen als auch mit den Eltern genau vorzubesprechen und alle müssen mit der Umsetzung einverstanden sein. In diesem Zusammenhang ist es wichtig für das Kind bzw. den Jugendlichen zu erkennen, alleine und selbstständig einzelne Veränderungsschritte bewältigen zu können. So zählt beispielsweise die Mutter beim Duschvorgang ihrer Tochter nicht mehr mit, sondern die Tochter zählt alleine.

Oder nicht mehr die Eltern schließen den Wasserhahn am Ende eines Händewaschrituals des Kindes, sondern das Kind betätigt ihn selbst, zunächst gegebenenfalls mit entsprechenden Hilfsmitteln, z. B. mithilfe eines Handtuchs, damit der Wasserhahn noch nicht mit den Fingern berührt werden muss. Zwangshandlungen, die von anderen Familienmitgliedern stellvertretend für das Kind durchgeführt wurden, werden ebenfalls eingestellt (beispielsweise Kontrollieren von Elektrogeräten oder Stromleisten durch die Eltern). Eltern sowie auch Geschwister sollen das betroffene Kind auch nicht mehr dabei unterstützen, dass

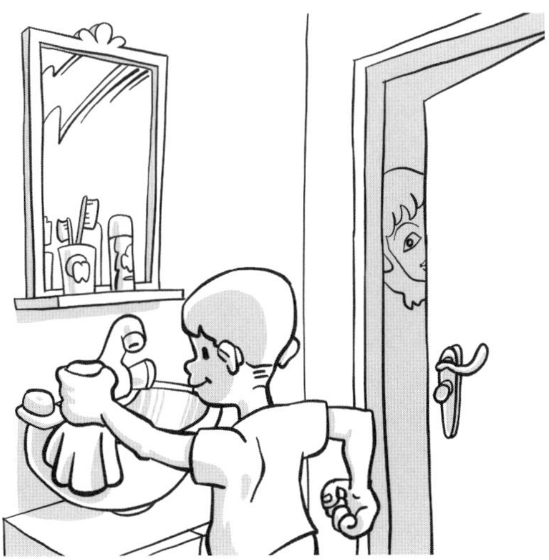

Situationen, die Zwangssymptome auslösen, von ihm vermieden werden. So reicht beispielsweise nicht mehr die Mutter dem Kind die Zahnbürste mit Zahnpasta, sondern das Kind muss die Zahnpastatube selbst öffnen und die Zahnpasta auf die Zahnbürste streichen, selbst wenn es dabei Zwänge (z.B. Wiederholungen) durchführen muss. Oder das Kind packt selbst seine Schultasche, und nicht mehr die Mutter, auch, wenn es die Schulsachen dabei wiederholt ein- und auspacken muss. Türen, die z.B. bisher offen blieben, damit die „verseuchte" Türklinke nicht berührt werden muss, werden zudem wieder geschlossen. Die Bemühungen des Kindes oder Jugendlichen, seine Zwangshandlungen nicht auszuführen und sie damit abzubauen, sind meist sehr belastend. Daher ist es umso wichtiger, dass Eltern diese Bemühungen mit besonderer Zuwendung (Lob und Anerkennung, z.B.: „Das hast du toll gemacht und wirst es auch weiter sehr gut schaffen.") oder anderen Belohnungen (z.B. ein Spiel, Stofftier) verstärken.

Bei vielen Kindern und Jugendlichen kann die Zwangssymptomatik durch diese Veränderungen in der Familie reduziert werden.

Veränderungen (Interventionen) im Kindergarten/in der Schule/in der Ausbildungsstätte, gegebenenfalls im sonstigen Umfeld des Kindes bzw. Jugendlichen. Zeigen sich Zwangssymptome im Kindergarten, in der Schule, in der Ausbildungsstätte, im Freizeitbereich oder der Gleichaltrigengruppe, dann sind Interventionen (Veränderungen) auch in diesem Bereich des Kindes oder Jugendlichen wichtig.

Mit Einverständnis des Kindes oder Jugendlichen und seiner Eltern können Erzieher, Lehrer, Ausbilder, Trainer oder andere wichtige Personen aus dem Freizeitbereich dazu angeleitet werden, ihre Verhaltensweisen schrittweise abzubauen, die das Kind bzw. den Jugendlichen bei der Durchführung seiner Zwänge unterstützt haben. Gleichzeitig wird dem Kind oder Jugendlichen dabei geholfen, seine Zwänge ebenso schrittweise zu reduzieren. So soll das Kind bzw. der Jugendliche beispielsweise bei Fragen im Sinne von Rückversicherungen nur die vereinbarte Fragenanzahl stellen und die Fragen werden nicht wiederholt von der Bezugsperson beantwortet. Oder das Kind erhält z.B. seltener die Erlaubnis aus dem Klassenraum zu gehen, um sich die Hände zu waschen. Ferner können die jeweiligen Personen dazu angeleitet werden, das Kind bzw. den Jugendlichen dabei zu unterstützen, sich Situationen, die Zwangssymptome auslösen, ausdrücklich auszusetzen, anstatt sie zu vermeiden. So bittet der Lehrer beispielsweise ein Kind, das unter Wasch- und Reinigungszwängen in Zusammenhang mit Verschmutzungsbefürchtungen leidet, die Arbeitsblätter der Mitschülerinnen und Mitschüler einzusammeln. Gegebenenfalls kann es angebracht und hilfreich sein, dass die jeweiligen Personen die Bemühungen des Kindes oder Jugendlichen zur Bewältigung seiner Zwänge besonders verstärken (z.B. durch Lob). Insbesondere bei Schreib-, Lese- und Wiederholungszwängen kann möglicherweise eine vorübergehende schulische Entlastung wichtig sein, also beispielsweise die Befreiung von Hausaufgaben oder Klassenarbeiten oder die Ableistung mündlicher statt schriftlicher Klassenarbeiten. Die Erzieher, Lehrer, Ausbilder oder Trainer sollten auch über mögliche Hänseleien durch andere Kindergartenkinder, Mitschüler oder (Ausbildungs-)Kollegen aufgeklärt werden, um diese gezielt verhindern oder reduzieren zu können.

Exposition mit Reaktionsmanagement. Bei dieser Behandlungsmethode setzt sich das Kind oder der Jugendliche unter Anleitung des Therapeuten aus eigenem Willen den angst-, scham- oder ekelauslösenden Situationen bzw. den Zwangsgedanken aus (Exposition). Gleichzeitig führt das Kind bzw. der Jugendliche seine Zwangshandlungen nicht durch (Reaktionsmanagement). Auch jede Art von Vermeidungsverhalten soll dabei unterlassen werden. So leitet der Therapeut eine Jugendliche beispielsweise dazu an, das Badezimmer zu verlassen, ohne bestimmte Gegenstände (z.B. Handtücher, Kosmetikutensilien) zu ordnen. Oder ein Kind verlässt z.B. nach Anleitung durch den Therapeuten das Haus und geht zur Schule, ohne zu kontrollieren, ob die Haustüre verschlossen ist. Einem Jugendlichen mit einem Waschzwang hilft der Therapeut beispielsweise, Gegenstände zu berühren, die Ängste oder Ekel auslösen und daher nicht mehr angefasst werden konnten. Dabei soll der Jugendliche sich ausdrücklich nicht anschließend sofort die Hände waschen.

In den Expositionsübungen erleben die Kinder und Jugendlichen, dass ihre Ängste, Scham- oder Ekelgefühle in derartigen Situationen zunächst stärker werden, sich dann aber auch wieder abschwächen, ohne dass die gewohnten Zwangshandlungen durchgeführt werden. Durch das Unterlassen der Zwangshandlungen lernen sie also, und das ist wesentlich, mit ihren Ängsten, Scham- oder Ekelgefühlen anders umzugehen und diese angemessener zu bewältigen. Sie machen dabei die Erfahrung, dass die befürchteten schlimmen Konsequenzen nicht eintreten, wenn man sich den Zwängen widersetzt. Durch diese Vorgehensweise setzt die Behandlungsmethode bei den Kindern und Jugendlichen insbesondere zu Beginn sehr viel Mut, Überwindung, Vertrauen und Motivation voraus. Damit die Kinder und Jugendlichen sich darauf einlassen, können vereinbarte Belohnungen für gemeinsam mit dem Therapeuten bzw. unter seiner Anleitung durchgeführte Expositionsübungen helfen. Meist ist es für den Therapieverlauf sehr hilfreich und wichtig, dass der Therapeut das Kind oder den Jugendlichen nicht nur zu Expositionsübungen in seinem häuslichen Umfeld anleitet, sondern sie dort gemeinsam mit ihm durchführt. Dadurch, dass das Kind oder der Jugendliche in den Expositionsübungen erleben muss, dass seine unangenehmen Gefühle schwächer werden, ohne dass die Zwangshandlungen ausgeübt werden, können insbesondere die ersten Expositionssitzungen bis zu mehreren Stunden andauern. Teilweise ist es hilfreich für den Behandlungsverlauf (z. B. Beschleunigung der Behandlung), wenn mehrere Expositionssitzungen pro Woche vereinbart werden.

Die Behandlungsmethode der Exposition mit Reaktionsmanagement sollte immer von einem erfahrenen Therapeuten angeleitet bzw. begleitet sein, und Eltern oder Jugendliche sollten diese nie ohne entsprechende fachliche Anleitung allein durchführen. Fehler bei der Durchführung der Expositionen können dazu führen, dass das Kind oder der Jugendliche, aber ebenso die Eltern, eine weitere Behandlung zukünftig ablehnen. Des Weiteren kann durch solche Fehler auch die Zwangssymptomatik verstärkt werden.

Die Behandlung ausschließlicher Zwangsgedanken stellt sich meistens als schwieriger heraus als die Behandlung von Zwangsstörungen mit Zwangsgedanken und offenen Zwangshandlungen. Weist ein Kind bzw. Jugendlicher Zwangsgedanken (z. B. „Ich muss ein gutes Mädchen sein.“) und damit verknüpfte geistige Zwangshandlungen auf (z. B. „Maja, Franziska, Katharina und Anna sind gute Mädchen und ich versuche alles, um auch eins zu sein.“), dann ist eine Exposition mit Reaktionsmanagement in der gedanklichen Vorstellung angezeigt. Das Kind bzw. der Jugendliche setzt sich seinen Zwangsgedanken in der gedanklichen Vorstellung aus (Exposition), ohne dabei seine geistigen Zwangshandlungen auszuführen (Reaktionsmanagement).

Wenn ein Kind bzw. Jugendlicher Zwangsgedanken aufweist (also beispielsweise an Krebs oder AIDS denkt), ohne dabei entsprechende aktive Vermeidungsstrategien (geistige Zwangshandlungen) auszuführen, dann kann die Exposition in der gedanklichen Vorstellung angewandt werden. Man konfrontiert sich so lange immer wieder mit dem jeweiligen (immer völlig gleichartig dargebotenen) Zwangsgedanken bis dieser als nicht mehr bedrohlich erlebt wird. Dazu kann das Kind oder der Jugendliche den Zwangsgedanken auf ein Aufnahmegerät (z. B. MP3-Player oder Handy) sprechen und regelmäßig mehrmals täglich hintereinander anhören, bis er kaum mehr Angst, Scham, Ekel oder Unbehagen auslöst („Es macht mir nicht mehr so viel aus.").

Als äußerst schwierig erweist sich die Behandlung geistiger Zwangshandlungen. Sie laufen meist hoch automatisiert und damit auch für den Betroffenen oft unbemerkt ab und lassen sich von außen weder beobachten noch kontrollieren. Eine Behandlungsmöglichkeit besteht in Strategien der Ablenkung bzw. Aufmerksamkeitsumlenkung. Die Technik des Gedankenstopps (hierbei werden Gedanken mittels eines lauten oder nach längerer Übung lautlosen „Stopps" gezielt unterbrochen) kann aufgrund der fraglichen Wirksamkeit nicht empfohlen werden.

Kognitive Interventionen. Zwangsstörungen bei Kindern und Jugendlichen entstehen oft vor dem Hintergrund von Fehlannahmen. Solche Fehlannahmen sind beispielsweise übermäßige Gewichtung von Gedanken, Überschätzung von Bedrohung, übermäßiges Verantwortlichkeitsgefühl sowie Perfektionismus. Im Rahmen der kognitiven Interventionen werden sie hinterfragt (z. B. „Ist es wirklich so schlimm, diesen Gedanken zu denken?") und durch angemessenere Gedanken ersetzt („Es ist gar nicht so schlimm, diesen Gedanken zu denken. Ich lasse ihn jetzt vorbeiziehen, wie vorbeiziehende Wolken.").

9.2 Medikamentöse Behandlung

Zur medikamentösen Behandlung von Zwangsstörungen bei Kindern und Jugendlichen werden vor allem sogenannte „Selektive Serotonin-Wiederaufnahmehemmer" (oder Selektive Serotonin-Reuptake-Inhibitoren, daher die Abkürzung SSRI) eingesetzt. Diese gehören zur Gruppe der Antidepressiva. Sie wurden ursprünglich für die Behandlung der Depression entwickelt, haben sich aber auch in der Behandlung von Zwangsstörungen als wirksam erwiesen.

Selektive Serotonin-Wiederaufnahmehemmer greifen in den Stoffwechsel des Überträger- oder Botenstoffes Serotonin ein, das vor allem im Gehirn Informationen zwischen den Nervenzellen weiterleitet. SSRI verhindern, dass Serotonin nach der Ausschüttung in den Zwischenraum zwischen zwei Nervenzellen wieder in die Nervenzelle aufgenommen wird. Dadurch kann es dort länger wirken. Die Wirksamkeit eines SSRI bzgl. der Zwänge tritt erst nach einigen (ca. vier bis sechs) Wochen ein. Zu den SSRI gehören:

- Fluoxetin (z. B. Handelsname: Fluctin),
- Fluvoxamin (z. B. Handelsname: Fevarin),
- Sertralin (z. B. Handelsname: Zoloft),
- Paroxetin (z. B. Handelsname: Seroxat),
- Citalopram (z. B. Handelsname: Cipramil).

In Deutschland sind für Kinder und Jugendliche zur Behandlung von Zwangsstörungen Sertralin (ab dem Alter von 6 Jahren) und Fluvoxamin (ab dem Alter von 8 Jahren) zugelassen.

Das trizyklische Antidepressivum Clomipramin (z. B. Handelsname: Anafranil), das unter anderem ebenfalls die Wiederaufnahme von Serotonin in die Nervenzelle hemmt, wird auch zur Behandlung von Zwangsstörungen eingesetzt, ist aber in Deutschland für Kinder und Jugendliche lediglich zur Behandlung von Einnässen (ab dem Alter von 5 Jahren) zugelassen.

Nicht für Zwangsstörungen zugelassene Medikamente können vom Arzt im Rahmen eines individuellen Behandlungsversuchs verschrieben werden. Diese sind teilweise z. B. zur Behandlung von Depression auch bei Kindern und Jugendlichen zugelassen.

Vor der Verschreibung eines Medikamentes muss immer eine eingehende Aufklärung und Beratung über die Wirksamkeit sowie die Verträglichkeit durch einen Arzt erfolgen. Als Nebenwirkungen können unter anderem Übelkeit, Unruhe, Schlafstörungen, Kopfschmerzen und sexuelle Funktionsstörungen auftreten. Das verschriebene Medikament wird jeweils langsam in seiner Dosierung gesteigert und dann normalerweise mindestens sechs Monate eingenommen. Um das Medikament abzusetzen, erfolgt eine schrittweise Verringerung der Dosierung. Nach Absetzen der Medikation kann es zur Verschlechterung der Zwangssymptomatik kommen, die durch eine frühzeitig begonnene kognitive Verhaltenstherapie am ehesten vermieden werden kann.

Eine medikamentöse Behandlung sollte erwogen werden

- bei schweren und sehr lange andauernden Zwangsstörungen,
- bei sehr häufig auftretenden Zwangsgedanken und geistigen Zwangshandlungen,
- bei zusätzlichen psychischen Störungen (vor allem Depression),

- nach nicht erfolgreicher kognitiv-verhaltenstherapeutischer Behandlung,
- bei mangelnder Motivation, Möglichkeit (z. B. Intelligenzminderung) und Bereitschaft für eine kognitiv-verhaltenstherapeutische Behandlung.

Eine medikamentöse Therapie kann auch unabhängig von einer Psychotherapie durchgeführt werden. Im Allgemeinen sollte eine medikamentöse Behandlung jedoch ergänzend zu einer kognitiv-verhaltenstherapeutischen Behandlung eingesetzt werden.

9.3 Was können Kinder und Jugendliche tun?

Dieses Kapitel wendet sich an Kinder und Jugendliche ab dem Alter von 10 Jahren. In den Kapiteln 1 bis 8 dieses Ratgebers sind Zwangsstörungen und die damit verbundenen Probleme beschrieben. Wenn man Zwänge hat, dann ist normalerweise eine psychotherapeutische Behandlung erforderlich, die manchmal mit einer medikamentösen Behandlung kombiniert wird. In Kapitel 9.1 ist dargestellt, was in einer verhaltenstherapeutischen Behandlung gemacht wird. Dies ist eine Form der Psychotherapie, die sich bei Zwangsstörungen als besonders wirksam erwiesen hat. In Kapitel 9.2 sind medikamentöse Behandlungsmöglichkeiten beschrieben.

Folgende Empfehlungen kannst du selbst umsetzen, wenn du dich fragst, ob du Zwänge hast (Empfehlung 1 zur Diagnosestellung) oder auch, wenn du sicher bist, dass du Zwänge hast (Empfehlungen 1 bis 6).

Merke: Empfehlungen für Kinder und Jugendliche zum Umgang mit Zwängen

1. Suche mit deinen Eltern einen Kinder- und Jugendlichenpsychotherapeuten oder einen Facharzt für Kinder- und Jugendpsychiatrie und -psychotherapie auf.
2. Informiere dich über Zwangsstörungen.
3. Betrachte deine Zwangsproblematik als Störung, die behandelt werden muss (es besteht ansonsten die Gefahr, dass sie nicht mehr weggeht!) und auch gut behandelt werden kann.
4. Erforsche (beobachte und analysiere) deine Zwänge und verstehe sie.
5. Zeige deinen Zwängen, dass du stärker und mächtiger bist! Lasse nicht zu, dass die Zwänge deinen Alltag beherrschen! Beginne, dich den Zwängen zu widersetzen!

6. Zeige deinen Zwängen, dass du auch gemeinsam mit deiner Familie stärker und mächtiger bist! Lasse nicht zu, dass deine Zwänge den Alltag deiner Familie beherrschen! Beginne, dich gemeinsam mit deiner Familie den Zwängen zu widersetzen!

1 **Suche mit deinen Eltern einen Kinder- und Jugendlichenpsychotherapeuten oder einen Facharzt für Kinder- und Jugendpsychiatrie und -psychotherapie auf.** Wenn du mindestens eine der folgenden Fragen für dich mit „Ja" beantworteten kannst, dann sprich mit deinen Eltern darüber, auch wenn es dir unangenehm oder peinlich ist und du dich wegen deiner Gedanken und/oder Handlungen schämst. Deine Eltern werden Verständnis für deine Probleme haben und dir helfen wollen. Sie können dann mit dir gemeinsam einen Kinder- und Jugendlichenpsychotherapeuten oder einen Facharzt für Kinder- und Jugendpsychiatrie und -psychotherapie aufsuchen:

- Hast du Gedanken, die dir immer wieder in den Kopf kommen und die du schlimm, schrecklich, unangenehm, quälend oder blöd findest? Beispiele für solche Gedanken findest du auch in Tabelle 1 in Kapitel 3 (vgl. S. 15 f.).
- Musst du bestimmte Handlungen immer wieder machen, die übertrieben und sinnlos sind und die du gar nicht machen möchtest?

Falls deine Eltern wider Erwarten doch kein Verständnis für deine Probleme haben oder du dich ihnen nicht anvertrauen kannst, dann wende dich an eine andere Vertrauensperson (z. B. Freund oder Freundin, andere Verwandte, eine Lehrkraft). Diese kann dann, wenn du einverstanden bist, mit deinen Eltern sprechen und sie davon überzeugen, gemeinsam mit dir eine professionelle Hilfseinrichtung aufzusuchen. Falls du dich weder deinen Eltern, noch einer anderen Person anvertrauen kannst, dann suche alleine Hilfe bei Fachleuten.

In der Praxis eines Kinder- und Jugendlichenpsychotherapeuten oder eines Facharztes für Kinder- und Jugendpsychiatrie und -psychotherapie wird dann eine diagnostische Untersuchung gemacht und anschließend besprochen, ob eine und welche Behandlung sinnvoll ist (also Psychotherapie und/oder medikamentöse Behandlung; in einer Praxis, Tagesklinik oder im Krankenhaus).

2 **Informiere dich über Zwangsstörungen.** Damit du verstehst, was eine Zwangsstörung überhaupt genau ist und welche Probleme damit einhergehen, hole dir entsprechende Informationen ein. Dazu können dieser Ratgeber, die in der Literaturliste am Ende des Buches (vgl. S. 64 f.) aufgeführten Ratgeber und auch die Internetseiten der Deutschen Gesellschaft Zwangserkrankungen e.V. (vgl. http://www.zwaenge.de) hilfreich sein.

3 **Betrachte deine Zwangsproblematik als Störung, die behandelt werden muss (es besteht ansonsten die Gefahr, dass sie nicht mehr weggeht!) und auch gut behandelt werden kann.** Auch wenn du denkst, dass du deine Zwänge allein wieder loswerden kannst oder musst, wird das wahrscheinlich nicht passieren oder klappen. Vorstellungen, wie beispielsweise „Ich muss mich nur genügend anstrengen, dann schaffe ich das alleine“ oder „Niemand anderer kann mir helfen, ich kann mir nur selbst helfen“, helfen dir nicht weiter. Nimm sobald wie möglich eine Behandlung in Anspruch. Je früher du sie beginnst, desto besser kann dir geholfen werden. Du hast eine sehr große Chance, dass die Zwänge durch die Behandlung weggehen oder sich zumindest stark vermindern.

Merke

Die folgenden Empfehlungen ersetzen keine psychotherapeutische Behandlung. Sie sind lediglich als Vorbereitung oder Ergänzung dazu gedacht!

4 **Erforsche (beobachte und analysiere) deine Zwänge und verstehe sie.** Damit du die Zwänge wieder loswerden kannst, solltest du sie genau kennen und verstehen. Es ist wichtig zu wissen,

- welche Zwangsgedanken du hast,
- welche Zwangshandlungen du ausführst,
- wie stark die Gefühle sind, die durch die Zwangsgedanken hervorgerufen werden oder (falls du keine Zwangsgedanken hast) den Zwangshandlungen vorausgegangen sind,
- wodurch die Zwänge jeweils ausgelöst werden,
- wie lange sie jeweils andauern und
- wie belastend die Zwänge sind.

Um dies alles über deine Zwänge herauszufinden, kann das Ausfüllen eines Selbstbeobachtungsbogens hilfreich sein (vgl. Anhang, S. 66). In diesem trägst du – wie in ein Zwangstagebuch – alle deine Zwänge ein, die an einem Tag auftreten. Sobald ein Zwangsgedanke auftritt oder du eine Zwangshandlung durchführen musst, notierst du auf dem Selbstbeobachtungsbogen zu der jeweiligen Uhrzeit (zu der der Zwang auftritt) die folgenden Punkte:

- *die auslösende Situation* für deinen Zwang,
- *den auftretenden Zwangsgedanken* (eventuell auch mehrere),
- *die Stärke des unangenehmen Gefühls* (0 = es ist überhaupt nicht unangenehm, 100 = extrem schlimm – nicht aushaltbar)
  Unterstreiche dabei zunächst das Gefühl, das für dich zutrifft (Angst, Scham, Ekel oder Unbehagen). Trifft kein Gefühl für dich zu, dann trage dort das Gefühl ein, das du erlebst. Wenn unterschiedliche Gefühle mit den Zwängen verbunden sind, dann notiere jedes Mal vor die Stärke noch das entsprechende Gefühl.
- *die Zwangshandlung(en),* die du dann durchführen musst,
- wie *lange* ein Zwang angedauert hat (von der auslösenden Situation bis zu den durchgeführten Zwangshandlungen).

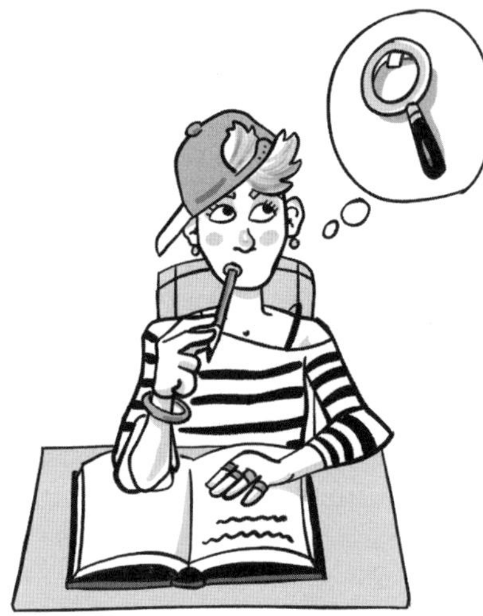
© Klaus Gehrmann

In die beiden Zeilen zur Gesamtbeurteilung trägst du ein,

- wie lange die Zwänge an diesem Tag insgesamt angedauert haben und
- wie belastend die Zwänge an diesem Tag insgesamt waren.

Falls noch irgendwelche besonderen Ereignisse an diesem Tag vorkamen, kannst du diese noch in der Zeile darunter notieren.

Selbstbeobachtungsbogen für Zwangsgedanken und Zwangshandlungen (SBZZ) (in Anlehnung an Goletz et al., 2018)					
Name:				Datum:	
Uhrzeit	**Auslösende Situation**	**Zwangs-gedanken**	**Ausmaß von Angst/Scham/ Ekelgefühl/ Unbehagen (0–100)**	**Zwangs-handlungen**	**Dauer (Min.)**
05.00 – 06.00					
06.00 – 07.00					
07.00 – 08.00					
17.00 – 18.00	1 Stunde vor dem Abend-essen	„Ich muss mich waschen, damit ich ganz sauber bin."	Angst 90	Ganzen Körper waschen, besonders die Hände	45
18.00 – 19.00					
19.00 – 20.00	Nach dem Abendessen, bevor ich in mein Zimmer gehen kann	„Wenn ich nicht ganz sauber bin, dann kann ich mein Zimmer nicht betreten"	Angst 100	Ganzen Körper waschen, besonders die Hände, anschließend unabgetrocknet und nackt in mein Zimmer laufen	45
20.00 – 21.00					

Abbildung 2: Ausgefüllter Selbstbeobachtungsbogen

In Abbildung 2 findest du ein Beispiel, wie ein ausgefüllter Selbstbeobachtungsbogen aussehen könnte.

Wenn du diesen Selbstbeobachtungsbogen einmal ausgefüllt hast und du merkst, dass das Ausfüllen sehr anstrengend ist, du sehr viel Zeit dafür benötigst und du dabei möglicherweise Zwänge durchführen musst (beispielsweise Durchstreichen und wiederholtes Schreiben von Wörtern), dann fülle den Selbstbeobachtungsbogen möglichst noch einmal an einem anderen Tag aus. Falls dich das Ausfüllen nicht so stark belastet und du nicht so viel Zeit dafür brauchst, dann kannst du den Bogen gerne zwei Wochen lang täglich bearbeiten.

Für das Ausfüllen des Selbstbeobachtungsbogens musst du deine Zwänge genau beobachten und lernst sie dadurch besser kennen und verstehen. Du wirst zum Experten deiner Zwänge!

5 **Zeige deinen Zwängen, dass du stärker und mächtiger bist!** Viele Kinder und Jugendliche fühlen sich durch die Zwänge hilflos und „ohnmächtig" – den Zwängen ausgeliefert. Sie führen sie durch, um ein besseres Gefühl, aber auch, um ihre „Ruhe" vor ihnen zu haben. Dies hilft jedoch nur kurzfristig, langfristig werden die Zwänge dadurch immer stärker.

Merke dir: Je mehr Platz du den Zwängen in deinem Leben gibst, desto stärker und mächtiger werden sie! Beginne also damit, ihnen weniger Raum in deinem Leben zu geben.

Lasse nicht zu, dass die Zwänge deinen Alltag beherrschen! Auch wenn es durch die Zwänge oft schwer ist, bemühe dich darum, deinen Alltag möglichst weiter aufrechtzuerhalten. Ziehst du dich immer mehr vom Alltag zurück (und denkst beispielsweise darüber nach, wie belastet du bist), dann gibst du den Zwängen mehr Raum in deinem Leben. Lasse dies nicht zu! Also gehe, wenn möglich (und wenn es nicht zu belastend ist), in die Schule, zur Ausbildungsstelle oder zur Universität, aber übe insbesondere auch deine Hobbys weiter aus und verabrede dich mit deinen Freunden. Dabei ist es besonders wichtig, jeden Tag etwas zu tun, das dir Spaß macht. Freizeitaktivitäten können dir dabei helfen, dich weniger mit den Zwängen zu beschäftigen, ihnen also weniger Raum zu geben. Des Weiteren sind sie häufig entspannend und geben dir damit Motivation, Mut und Kraft, dich aktiv den Zwängen zu widersetzen.

Nimm dir für jeden Tag gezielt eine oder mehrere schöne Dinge oder Aktivitäten vor und prüfe am Abend, ob du sie auch gemacht hast.

Beginne, dich den Zwängen zu widersetzen! Manchmal haben wir Gedanken, die wir schlimm finden und nicht haben möchten. Sie treten einfach auf und wir können nichts dagegen tun oder denken. Beispiele für solche Gedanken sind: „Ich könnte jemanden verletzen", „Was wäre, wenn ich jetzt vom Bahnsteig auf die Gleise springen würde, wenn der Zug einfährt", „Mein Vater hat einen Unfall". Schlimme Gedanken, insbesondere auch Zwangsgedanken, wirken dann besonders bedrohlich und belastend, wenn man sie negativ bewertet.

Beispiel

Die 12-jährige Paula denkt, wenn ihr der Gedanke „Ich könnte etwas Schlimmes sagen“ in den Kopf kommt: „Das ist ein ganz schlimmer Gedanke. Ich darf so etwas nicht denken. Was würden denn die anderen von mir denken, wenn ich etwas Schlimmes sagen würde. Das wäre total peinlich. Wenn ich so schrecklich wäre, möchte mit mir keiner mehr etwas zu tun haben. Ich muss also auf alle Fälle verhindern, dass ich etwas Schlimmes sage.“ Paula versucht nun, diesen Gedanken zu unterdrücken und möglichst nicht mehr zu denken. Dies funktioniert aber nicht, weil sich Gedanken nicht unterdrücken und verhindern lassen.

Mache einmal folgendes Gedankenexperiment: „Schließe die Augen und stelle dir einen rosa Elefanten vor. Schaue ihn dir genau an. Wie sieht er aus? Siehst du ihn von vorne oder von hinten? Wie groß ist er? Sieht er freundlich aus? Schaut er dich an? Wie sieht die rosa Farbe genau aus? Ist sie ein helles Rosa oder ein kräftiges Rosa bzw. Pink? ... Stelle dir alles ganz genau vor. – Und nun denke auf keinen Fall an den rosa Elefanten.“

An was hast du zuletzt gedacht? An den rosa Elefanten? Dieses Gedankenexperiment zeigt dir, dass Bemühungen, die eigenen Gedanken zu unterdrücken, genau das Gegenteil bewirken. Nun kommt der Gedanke erst recht in den Kopf. Was kann man aber stattdessen tun? Versuche innerlich Abstand zu den schlimmen Gedanken zu bekommen. Stelle dir dazu vor, dass Gedanken „vorüberziehen“. Dazu sind verschiedene Vergleiche möglich, beispielsweise:

- ein vorbeifahrender Zug,
- eine vorüberziehende Wolke,
- ein vorbeifliegendes Blatt,
- vorbeifließendes Wasser in einem Fluss.

Suche dir einen für dich passenden Vergleich oder entwickele selbst einen Vergleich und wende ihn an, wenn ein negativer Gedanke kommt. Probiere es gerne zunächst bei einem nicht ganz so schlimmen Gedanken aus und dann setze es auch bei schlimmeren und belastenderen Gedanken, auch bei Zwangsgedanken, ein. Beispiel zu Paulas Gedanken „Ich könnte etwas Schlimmes sagen“: „Dies ist nur ein Gedanke. Dieser Gedanke zieht gleich weiter, wie eine vorbeiziehende Wolke.“

Zwangshandlungen werden meist durchgeführt, damit man sich oder andere Personen vor einer scheinbaren Gefahr schützt, aber auch die unangenehmen Gefühle vermindert. Die Zwangshandlungen werden dabei häufig in gleicher Weise ausgeführt. Versuche die Durchführung deiner Zwänge etwas zu verändern, also sie nicht mehr in gleicher Weise durchzuführen. Suche dir dazu eine oder mehrere Zwangshandlungen aus, von denen du glaubst, dass es leichter ist, an ihnen etwas zu verändern. Vielleicht helfen dir für die Auswahl der Zwangshandlung(en) die Selbstbeobachtungsbogen.

Führe deine Zwangshandlungen nun möglichst nicht direkt aus, wenn das unangenehme Gefühl auftritt. Halte dabei das unangenehme Gefühl so lange wie möglich aus. Je länger du es aushältst, desto länger widersetzt du dich den Zwängen. Versuche, das Gefühl bei jeder erneuten Übung möglichst etwas länger auszuhalten. Wenn du deine Zwangshandlungen dann ausführst, wandele sie etwas ab, beispielsweise führe sie weniger häufig oder nicht so lange durch (z. B. eine Minute kürzer duschen) oder ändere ihre Reihenfolge etwas ab (z. B. erst Kontrolle der CDs, dann der Stifte, statt andersherum).

Wenn du es dir zutraust, dann versuche bestimmte Zwangshandlungen (schließlich) überhaupt nicht mehr durchzuführen.

Durch diese Übungen beginnst du, dich den Zwängen aktiv zu widersetzen. Die Übungen stellen eine gute Grundlage für die Exposition mit Reaktionsmanagement dar, zu der dich ein Therapeut anleiten und sie mit dir gemeinsam durchführen sollte.

6 **Zeige deinen Zwängen, dass du auch gemeinsam mit deiner Familie stärker und mächtiger bist!** Die Zwangsstörung ist meist nicht nur für das betroffene Kind oder den betroffenen Jugendlichen sehr belastend, sondern auch für die Familie. Die familiären Tagesabläufe werden teilweise massiv beeinträchtigt, beispielsweise, wenn das Badezimmer stundenlang belegt ist. Häufig sind auch einzelne oder alle Familienmitglieder in die Zwänge des betroffenen Kindes aktiv einbezogen, z. B. wenn Fragen wiederholt beantwortet werden müssen (z. B. „Ist da gerade nichts passiert?“ „Nein, es ist nichts passiert, und es kann nichts passieren.“), wenn mitgezählt werden muss oder wenn Gegenstände angereicht werden müssen. Insbesondere Eltern sind häufig dadurch sehr belastet, dass sie miterleben, wie sehr ihr Kind unter den Zwän-

gen leidet und dass sie zwar versuchen, ihm zu helfen, dass diese Hilfe aber nicht dazu führt, dass sich die Zwangssymptomatik verbessert.

Wenn du selbst beginnst, dich aktiv deinen Zwängen zu widersetzen, dann hilft dies auch deiner Familie, beispielsweise, wenn du nicht mehr so viel Zeit im Badezimmer verbringst. Du kannst aber darüber hinaus auch gemeinsam mit deiner Familie damit beginnen, den Zwängen weniger Raum im Familiensystem zu geben.

Lasse nicht zu, dass deine Zwänge den Alltag deiner Familie beherrschen! Versuche Verständnis dafür zu entwickeln, dass jedes Familienmitglied sein eigenes Alltagsleben hat. Bespreche mit deiner Familie, in welchen Situationen sie in ihrem Tagesablauf besonders durch deine Zwänge beeinträchtigt wird und überlege gemeinsam mit ihr dafür Lösungsmöglichkeiten. So könntet ihr beispielsweise vereinbaren, dass du morgens nur bis zu einer bestimmten Uhrzeit im Badezimmer sein darfst und es dann verlassen musst, damit die anderen Familienmitglieder auch noch genügend Zeit haben, es zu nutzen. Wenn der Badezimmerzeitraum dann nicht ausreicht, müsstest du morgens früher ins Badezimmer gehen. So können Eltern und Geschwister dann noch pünktlich zur Arbeitsstelle bzw. zur Schule gehen. Insbesondere deine Eltern, aber auch Geschwister, sollten möglichst ihre Freizeitaktivitäten weiter ausüben. Auch wenn deine Familie glaubt, keine Kraft oder Zeit mehr dafür zu haben, sind diese sehr wichtig, denn durch ihre entspannende Wirkung kann die Familie neue Energie tanken für den Alltag und um dich bei der Bewältigung deiner Zwänge zu unterstützen. In diesem Zusammenhang können auch gemeinsame Freizeitaktivitäten der ganzen Familie oder auch einzelner Familienmitglieder hilfreich sein.

Beginne, dich gemeinsam mit deiner Familie den Zwängen zu widersetzen! Überlege, gerne auch gemeinsam mit deinen Eltern oder der gesamten Familie, ob und in welchen Situationen einzelne Familienmitglieder dich bei der Durchführung der Zwänge unterstützen. Vielleicht helfen dazu ja die ausgefüllten Selbstbeobachtungsbogen. Wenn dich Familienmitglieder bei den Zwängen unterstützen, dann schreibe diese Situationen auf einem Blatt auf, damit du sie dir gegebenenfalls schnell wieder in Erinnerung bringen kannst. Suche dir nun eine Situation aus, von der du dir am ehesten vorstellen kannst, dass ein Familienmitglied dich weniger bei der Durchführung der Zwänge unterstützt. Wenn dich ein Elternteil überhaupt nicht mehr in einer Situation unterstützen soll, dann ist es wichtig zu überlegen, wie du die Zwänge alleine durchführen kannst.

Beispiele

- Wenn ihr z. B. vereinbart, dass nach einem Waschritual der Wasserhahn nicht mehr durch einen Elternteil, sondern durch dich selbst geschlossen werden soll, dann solltest du überlegen, wie du diesen Schließvorgang alleine absolvieren kannst, beispielsweise indem du den Wasserhahn zunächst mit einem Hilfsmittel (wie einem Handtuch) schließt.
- Oder sollen Elternteile bestimmte Gegenstände nicht mehr anreichen oder bereitstellen (wie z. B. Handtücher angeben oder auslegen), solltest du darüber nachdenken, wie du dir alleine die Gegenstände nimmst (z. B. auch mit entsprechenden Hilfsmitteln).
- Wenn ein Elternteil nicht mehr während eines Duschvorgangs im Badezimmer anwesend sein soll, dann solltest du angeben, wie du das Duschen ohne Anwesenheit des Elternteils schaffen möchtest (z. B. indem du dich vorher selbst entsprechend ermutigst und/oder indem der Elternteil dir viel Mut zuspricht). Im Anschluss daran sollte genau mit dem Familienmitglied besprochen werden, was in der jeweiligen Situation anders gemacht werden soll.
- Wenn man sich eine Situation aussucht, in der ein Familienmitglied wiederholt Fragen beantworten soll, dann kann man die Anzahl der Fragen und auch der Antworten immer weiter eingrenzen. So kann man beispielsweise vereinbaren, dass, anstatt der ursprünglich 10 Fragen nun nur noch 9 Fragen gestellt und beantwortet werden. Nach einigen Tagen könnte die Fragen- und Antwortanzahl dann weiter begrenzt werden.

Durch diese Übungen wird einerseits deine Familie schrittweise entlastet und andererseits machst du die Erfahrung, dass du deine Zwänge zunehmend alleine und damit weniger oder ganz ohne Unterstützung der Familienmitglieder durchführen kannst. Diese Übungen stellen eine gute Grundlage für weitere Interventionen im Familiensystem dar, die in einer Psychotherapie ein Therapeut dir und deinen Eltern, gegebenenfalls auch Geschwistern, vorstellt und euch dann zur Anwendung anleitet.

Wenn du eine Psychotherapie begonnen hast, dann stelle dich darauf ein, dass sie einige Zeit dauern wird und auch teilweise sehr belastend sein kann. Du brauchst dafür eine hohe Motivation und Ausdauer. Um diese aufrechtzuerhalten oder wiederaufzubauen, lasse dich von anderen unterstützen (z. B. Familie, Freunde). Es ist wichtig, eine psychotherapeutische Behandlung nicht zu früh zu beenden, damit sich die Zwangssymptomatik nicht wieder verschlechtert und möglicherweise lange anhält. Für viele Kinder und Jugendliche ist aber auch die Erfahrung, in der psychotherapeutischen Behandlung ihre Zwänge selbst erfolgreich vermindern zu können, sehr motivierend für die Therapiefortführung.

9.4 Was können Eltern tun?

Nachfolgend sind einige Empfehlungen dazu aufgeführt, was Sie als Eltern tun können, wenn bei Ihrem Kind der Verdacht auf eine Zwangsstörung besteht (Empfehlung 1 zur Diagnosestellung) oder wenn Ihr Kind eine Zwangsstörung aufweist (Empfehlungen 1 bis 11).

Merke: Empfehlungen für Eltern zum Umgang mit Zwängen

1. Suchen Sie gemeinsam mit Ihrem Kind einen Kinder- und Jugendlichenpsychotherapeuten oder einen Facharzt für Kinder- und Jugendpsychiatrie und -psychotherapie auf.
2. Informieren Sie sich über Zwangsstörungen.
3. Betrachten Sie die Zwangsproblematik Ihres Kindes als Störung, die behandelt werden muss.
4. Unterstützen Sie Ihr Kind während der Behandlung.
5. Zeigen Sie Verständnis dafür, dass die Zwänge vor allem zu Hause durchgeführt werden.
6. Prüfen Sie Ihre Anforderungen und Ansprüche an Ihr Kind.
7. Prüfen Sie eigene perfektionistische oder zwanghafte Tendenzen.
8. Beginnen Sie gemeinsam mit Ihrem Kind, sich den Zwängen zu widersetzen.
9. Lassen Sie Ihren Alltag nicht durch die Zwangssymptomatik Ihres Kindes beherrschen.

10. Loben Sie Ihr Kind für jede Bewältigungsbemühung seiner Zwangssymptomatik.
11. Suchen Sie Kontakt zu anderen Angehörigen von Zwangsbetroffenen.

1 **Suchen Sie gemeinsam mit Ihrem Kind einen Kinder- und Jugendlichenpsychotherapeuten oder einen Facharzt für Kinder- und Jugendpsychiatrie und -psychotherapie auf.** Bei Kindern und Jugendlichen kann die Diagnosestellung einer Zwangsstörung manchmal schwierig sein, insbesondere dadurch, dass man immer ihren Entwicklungsstand berücksichtigen muss. Daher suchen Sie mit Ihrem Kind einen Kinder- und Jugendlichenpsychotherapeuten oder einen Facharzt für Kinder- und Jugendpsychiatrie und -psychotherapie auf, wenn Ihrem Kind unangenehme oder schlimme Gedanken immer wieder in den Kopf kommen oder es bestimmte Verhaltensweisen immer wieder machen muss (vgl. dazu auch die Kriterien auf S. 33). Durch das frühzeitige Aufsuchen einer professionellen Hilfseinrichtung, in der eine differenzierte diagnostische Untersuchung erfolgt, können Fehldiagnosen vermieden und, sofern erforderlich, entsprechende Behandlungen frühzeitig veranlasst werden.

2 **Informieren Sie sich über Zwangsstörungen.** Um die Zwangsstörung Ihres Kindes und damit zusammenhängende Probleme zu verstehen, holen Sie entsprechende Informationen ein. Dazu können dieser Ratgeber, die in der Literaturliste am Ende des Buches aufgeführten Ratgeber (vgl. S. 64 f.) sowie auch die Internetseiten der Deutschen Gesellschaft Zwangserkrankungen e.V. (vgl. http://www.zwaenge.de) nützlich sein.

3 **Betrachten Sie die Zwangsproblematik Ihres Kindes als Störung, die behandelt werden muss.** Dass Ihr Kind seine Zwangsproblematik allein oder gemeinsam mit Ihnen, aber ohne professionelle Hilfe, bewältigen kann, ist nicht wahrscheinlich. Vorstellungen, wie z. B. „Wenn mein Kind wirklich wollte, bräuchte es das alles nicht zu tun und könnte es alleine schaffen. Es schafft es ja schließlich auch bei anderen, es nicht zu tun“ oder „Unsere Familie muss dies alleine wieder hinbekommen“ helfen nicht weiter. Sie erhöhen meist zunächst den Druck, es alleine schaffen zu müssen, und führen zu Schuldgefühlen bei Ihrem Kind oder verstärken diese dann (wie z. B. „Ich kann gar nichts.“) oder resultieren in Schuldgefühlen bei Ihnen (wie beispielsweise „Wir haben alles verkehrt gemacht und versagt."). Auch Diskussionen über die angebliche Sinnhaftigkeit oder die Sinnlosigkeit von Zwangsgedanken oder Zwangshandlungen können zur Verstärkung von Schuldgefühlen bei Ihnen und Ihrem Kind beitragen und insbesondere bei Ihrem Kind Schamgefühle hervorrufen (wie z.B. „Ich schäme mich für meine Zwänge und dass ich nicht stark genug bin."). Zeigen Sie Ihrem Kind, wie sehr Sie seine bisherigen Bemühungen, den Zwang alleine oder mit Ihrer Hilfe zu bewältigen, schätzen und anerkennen, dass es aber nun wichtig ist, professionelle Hilfe in Anspruch zu nehmen.

4 **Unterstützen Sie Ihr Kind während der Behandlung.** Wenn Sie mit Ihrem Kind eine Therapie begonnen haben, dann helfen Sie ihm mit aller Kraft, diese meist sehr anstrengende und belastende Behandlungsphase zu durchlaufen. Motivieren Sie Ihr Kind, besonders in schwierigen Situationen, die Behandlung fortzuführen, um eine Besserung und gegebenenfalls einen Abbau der Zwangssymptomatik zu erzielen. Im Falle einer medikamentösen Therapie: Achten Sie auf die tägliche Tabletteneinnahme, damit das Medikament seine Wirkung entfalten kann.

5 **Zeigen Sie Verständnis dafür, dass die Zwänge vor allem zu Hause durchgeführt werden.** Kinder und Jugendliche mit Zwangsstörungen führen ihre (geistigen) Zwangshandlungen hauptsächlich zu Hause durch, da dies das vertraute Umfeld für das Kind ist. Daher werden im Kindergarten, in der Schule, am Arbeitsplatz, in der Universität, bei Freunden oder außerhäusigen Freizeitaktivitäten oft weniger oder überhaupt keine Zwänge ausgeführt. Aufgrund von Scham oder Peinlichkeit versuchen die meisten Kinder und Jugendlichen ihre Zwangssymptomatik so lange wie möglich vor anderen zu verheimlichen. Daher strengen sich viele betroffene Kinder und Jugendliche sehr an, um ihre Zwänge möglichst nicht außerhalb ihres Zuhauses durchzuführen. Dies gelingt aber häufig nur, weil sie wissen, dass sie ihre Zwänge (anschließend) zu Hause oder in Abwesenheit anderer Menschen verstärkt durchführen bzw. nachholen können, und dies dann auch tun müssen. Erwarten Sie also nicht von Ihrem Kind, dass es seine Zwänge auch zu Hause unterlassen soll, wenn dies woanders gelingt. Haben Sie Verständnis für das vorwiegende Durchführen der Zwänge im vertrauten Umfeld, also zu Hause.

6 **Prüfen Sie Ihre Anforderungen und Ansprüche an Ihr Kind.** Hohe (Leistungs-)Anforderungen der Eltern an ihr Kind (besonders gut, erfolgreich oder perfekt zu sein) können dazu beitragen, dass seine Zwangssymptomatik aufrechterhalten wird. Prüfen und verändern Sie gegebenenfalls Ihre (Leistungs-)Anforderungen an Ihr Kind. Dazu können folgende Fragen hilfreich sein:

- Wie wichtig sind Ihnen selbst gute Leistungen und Erfolg – und warum? Und was ist Ihnen selbst sonst noch wichtig im Leben?
- Ist es immer von Vorteil, besonders gut, erfolgreich oder perfekt zu sein oder welche Nachteile hat dies (z.B. Anstrengung, Zeitaufwand)?
- Wie wichtig sind Ihnen gute Leistungen und Erfolg bei Ihrem Kind und warum? Was ist Ihnen sonst noch wichtig für das Leben Ihres Kindes, also welche Erwartungen, Wünsche und Ziele haben Sie für Ihr Kind?

Vermitteln Sie Ihrem Kind, dass Ihnen vor allem wichtig ist, dass es glücklich ist!

7 **Prüfen Sie eigene perfektionistische oder zwanghafte Tendenzen.** Einige Eltern(teile) sind besonders ordentlich, gründlich oder sauberkeitsliebend. Wenn dies auf Sie auch zutrifft, dann zeigen Sie Ihrem Kind die Ähnlichkeit zwischen Ihren Verhaltensweisen (beispielsweise sofortiges Reinigen bei Verschmutzung, unmittelbares Aufräumen, Kontrolle der Haustür oder von Schaltern) und seiner Zwangsstörung auf. Zu wissen, dass man seiner Mutter oder seinem Vater ähnlich ist, trägt zur gefühlsmäßigen Entlastung Ihres Kindes bei. Leiden Sie selbst unter einer Zwangsstörung, dann helfen Sie Ihrem Kind besonders dadurch, dass Sie eine eigene Behandlung in Anspruch nehmen.

8 **Beginnen Sie gemeinsam mit Ihrem Kind, sich den Zwängen zu widersetzen.** Besprechen Sie mit Ihrem Kind, dass sich die Zwangssymptomatik nicht verringert, sondern langfristig festigt, wenn Sie es bei der Durchführung seiner Zwänge unterstützen (z.B. Beantwortung von Fragen, Anreichen von Gegenständen, Kauf einer größeren Menge von Waschlotion oder Duschgel, Säubern des Badezimmers). Daher ist es wichtig, dass Sie Ihre Unterstützung schrittweise reduzieren. Überlegen Sie mit Ihrem Kind dazu, in welcher Situation es sich *am ehesten* vorstellen kann, auf Ihre Unterstützung zu verzichten bzw. diese schritt-

weise abzubauen. Dazu können auch die Selbstbeobachtungsbogen hilfreich sein. Besprechen Sie dann gemeinsam mit Ihrem Kind genau vor, was es und Sie dann in der Situation (anders) machen.

Beispiele

- So könnten Sie beispielsweise mit Ihrem Kind vereinbaren, dass es Ihnen (bei Fragezwängen) eine Frage weniger stellen wird und dass Sie diese (falls doch vom Kind gestellt) auch nicht mehr beantworten werden.
- Oder Sie könnten gemeinsam festlegen, dass Ihr Kind sich ein Handtuch selbst nehmen wird und Sie es nicht mehr anreichen.

Diese Veränderungen erfordern von Ihrem Kind, aber auch von Ihnen, sehr viel Mut, Kraft und Durchhaltevermögen. Diese brauchen Sie vor allem auch dann, wenn Ihr Kind in der Situation Ihre Unterstützung trotzdem wieder – und dann mit Ärger, Aggression, Traurigkeit, Hilflosigkeit oder Verzweiflung – einfordert. Nach begonnener kognitiv-verhaltenstherapeutischer Behandlung leitet Sie der Therapeut genau dazu an, wie Sie Ihr Kind schrittweise nicht mehr bei der Durchführung seiner Zwänge unterstützen. Darüber hinaus werden Sie ebenfalls dazu angeleitet, wie Sie Ihrem Kind schrittweise dabei helfen können, Situationen, die Zwänge auslösen, nicht mehr zu vermeiden, sondern sich ihnen ausdrücklich auszusetzen. So sollen beispielsweise bestimmte Handlungen nicht mehr von Ihnen für Ihr Kind durchgeführt werden (Haustür abschließen (bei Kontrollzwängen), Brot schmieren (bei Wiederholungszwängen), Kühlschranktür öffnen und schließen (bei Wasch- oder Wiederholungszwängen).

9 **Lassen Sie Ihren Alltag nicht durch die Zwangssymptomatik Ihres Kindes beherrschen.** Das Alltagsleben der Familienmitglieder eines Kindes oder Jugendlichen mit einer Zwangsstörung wird häufig durch die Symptomatik massiv beeinträchtigt. Bemühen Sie sich daher darum, Ihren Alltag möglichst nicht zu sehr durch sie bestimmen zu lassen. Sie und auch die übrigen Familienmitglieder brauchen jeweils auch „Zeit ohne Zwänge“ für sich. Dafür ist es wichtig, dass Sie Ihrem Kind Ihre Grenzen, aber auch die der restlichen Familienmitglieder aufzeigen (beispielsweise „Deine Schwester kann dir jetzt nicht helfen, da sie Hausaufgaben machen muss.“ „Du musst jetzt warten, da ich die nächste Viertelstunde im Badezimmer bin.“).

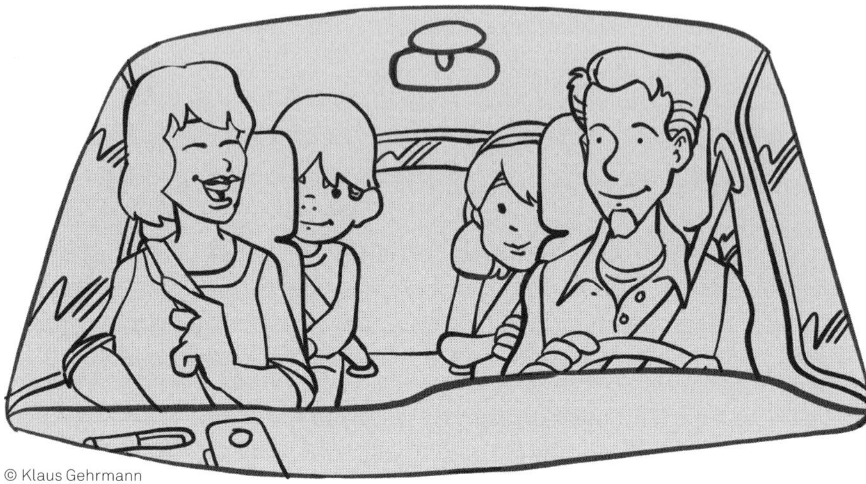

© Klaus Gehrmann

Führen Sie Ihre bisherigen Freizeitaktivitäten weiterhin regelmäßig durch. Durch ihre entspannende Wirkung können Sie neue Kraft sowohl für den Alltag als auch für die Unterstützung Ihres Kindes bei der Bewältigung seiner Zwänge tanken. Auch gemeinsame Freizeitaktivitäten der ganzen Familie können hilfreich sein, damit sich ihre Aufmerksamkeit von der Zwangssymptomatik weg hin zu etwas Schönem wendet.

10 **Loben Sie Ihr Kind für jede Bewältigungsbemühung seiner Zwangssymptomatik.** Da die Schritte in der Bewältigung der eigenen Zwangssymptomatik meist sehr anstrengend und belastend sind sowie auch teilweise viel Mut erfordern, ist es wichtig, dass Sie Ihr Kind für jeden einzelnen Schritt seiner Bewältigungsbemühungen loben. Zeigen Sie Verständnis für zeitweilige Motivationsprobleme Ihres Kindes sowie eine mögliche Verschlechterung der Zwangssymptomatik und bestärken Sie es ausdrücklich in seinen weiteren Bewältigungsbemühungen.

11 **Suchen Sie Kontakt zu anderen Angehörigen von Zwangsbetroffenen.** Der Austausch mit anderen Angehörigen kann hilfreich und entlastend sein. Eltern können sich dazu an entsprechende Angehörigengruppen wenden (die teilnehmenden Angehörigen sind meist Angehörige von Erwachsenen mit Zwangsstörungen). Informationen dazu

sind auch über die Deutsche Gesellschaft Zwangserkrankungen e.V. (vgl. http://www.zwaenge.de) erhältlich.

9.5 Was können Erzieher, Lehrkräfte, Ausbilder, Trainer und sonstige Bezugspersonen tun?

Auch wenn Kinder und Jugendliche mit Zwangsstörungen ihre Zwänge vor allem zu Hause durchführen, führen einige Kinder und Jugendliche ihre Zwänge auch in anderen Umgebungen aus.

Im Folgenden sind einige Empfehlungen dazu angegeben, was Sie als Erzieher, Lehrkraft, Ausbilder, Trainer oder sonstige Bezugsperson tun können, wenn ein Kind bzw. Jugendlicher eine Zwangsstörung aufweist (Empfehlungen 1 bis 5).

Merke: Empfehlungen zum Umgang mit Zwängen für Erzieher, Lehrkraft, Ausbilder, Trainer oder sonstige Bezugspersonen

1. Informieren Sie sich über Zwangsstörungen.
2. Achten Sie auf Veränderungen im Verhalten der Kinder und Jugendlichen und zeigen Sie Verständnis.
3. Helfen Sie, dass sich das betroffene Kind oder der betroffene Jugendliche in seinem außerhäuslichen Umfeld weiter wohlfühlt.
4. Bieten Sie, nach Absprache mit dem Kind oder Jugendlichen und seinem behandelnden Therapeuten, Hilfestellungen an.
5. Loben Sie das Kind bzw. den Jugendlichen für jede Bewältigungsbemühung seiner Zwangssymptomatik.

1 **Informieren Sie sich über Zwangsstörungen.** Um ein Verständnis für dieses Störungsbild und damit zusammenhängende Probleme zu erhalten, holen Sie entsprechende Informationen ein. Dazu können Ihnen dieser Ratgeber, die in der Literaturliste am Ende des Buches (vgl. S. 64 f.) aufgeführten Ratgeber und auch die Internetseiten der Deutschen Gesellschaft Zwangserkrankungen e.V. (vgl. http://www.zwaenge.de) behilflich sein.

2 **Achten Sie auf Veränderungen im Verhalten der Kinder und Jugendlichen und zeigen Sie Verständnis.** Insbesondere aufgrund von Scham und Peinlichkeit bemühen sich viele betroffene Kinder und Jugendliche darum, ihre Zwangssymptomatik außerhalb der Familie möglichst zu verheimlichen. Teilweise gelingt ihnen dies so gut, dass das außerhäusliche Umfeld keine Auffälligkeiten bemerkt. Bei einigen Kindern und Jugendlichen mit Zwangsstörungen fallen lediglich Begleit- oder Folgeerscheinungen der Zwangssymptomatik auf, insbesondere:

- Unaufmerksamkeit, Verträumtheit (insbesondere, wenn ein Kind mit Zwängen auf gedanklicher Ebene beschäftigt ist, z.B. Zählen, bestimmte Bilder hervorrufen).
- Trödeln oder scheinbare Verlangsamung in den Abläufen (z.B. Schulsachen einpacken und Klassenraum wechseln, längerer Aufenthalt auf der Toilette; insbesondere bei Ordnungs-, Kontroll-, Wiederholungs- sowie Wasch- und Reinigungszwängen).
- Häufiges Benutzen der Toilette (bei Wasch- und Reinigungszwängen).
- Gerötete und gereizte Hände (eventuell auch mit offenen Hautstellen; bei Wasch- und Reinigungszwängen).

Bei manchen Kindern und Jugendlichen sind Zwangshandlungen außerhalb ihres Zuhauses jedoch auch unmittelbar beobachtbar.

Wenn Ihnen solche Verhaltensweisen, Hautsymptome oder Zwangshandlungen bei einem Kind oder Jugendlichen auffallen, dann suchen Sie das Gespräch mit ihm (gegebenenfalls, insbesondere bei jüngeren Kindern, auch mit den Eltern), signalisieren Sie Verständnis und bieten Sie ihm Unterstützung an. Sind Sie die erste Person, der sich ein Kind oder Jugendlicher im Gespräch mit seiner Symptomatik anvertraut, signalisieren Sie ebenfalls Verständnis und bieten ihm Hilfestellung an. Möglicherweise können Sie dazu beitragen, dass sich das Kind bzw. der Jugendliche auch traut, mit seinen Eltern über seine Probleme zu sprechen und/oder auch professionelle Hilfe einzuholen.

3 **Helfen Sie, dass sich das betroffene Kind oder der betroffene Jugendliche in seinem außerhäuslichen Umfeld weiter wohlfühlt.** Es ist jeweils individuell zu entscheiden, ob und zu welchem Zeitpunkt die Zwangsproblematik eines Kindes oder Jugendlichen in seiner Kindergartengruppe, in seiner Klasse, in seiner Ausbildungsstätte oder auch in seiner Freizeitgruppe angesprochen wird. Dies hängt vor allem vom

Wunsch des betroffenen Kindes oder Jugendlichen selbst ab. Wenn das Kind in seinem außerhäuslichen Umfeld keine Zwänge oder sonstigen Auffälligkeiten im Verhalten zeigt, dann ist es nicht erforderlich, seine Problematik dort anzusprechen (der Betroffene kann dies natürlich trotzdem selbst tun). Machen andere Kinder und Jugendliche negative Bemerkungen (z. B. „Beeile dich mal, du Schnecke, das wird ja immer schlimmer mit dir.") oder beginnen sie zu hänseln (z. B. „Da kommt ja unser Toilettenhocker wieder. Der ist echt nicht normal."), dann sollte man mit dem betroffenen Kind oder Jugendlichen gut überlegen, wie es bzw. er damit umgehen kann (Ignorieren, Aufklärung über eigene Problematik, z. B. „Ich muss manchmal Dinge tun, die ich eigentlich gar nicht tun möchte"). Ferner ist mit dem Kind oder Jugendlichen (und seinen Eltern) zu besprechen, inwieweit man seitens des Kindergartens, der Schule, der Ausbildungsstätte oder auch der Freizeitgruppe die Zwangsproblematik zum Anlass nimmt, über allgemeine Themen, wie insbesondere „der Umgang miteinander" oder „Normalität – Nicht-Normalität bzw. Anderssein" zu sprechen oder auch gegebenenfalls über Zwangsstörungen aufzuklären.

4 **Bieten Sie, nach Absprache mit dem Kind oder Jugendlichen und seinem behandelnden Therapeuten, Hilfestellungen an.** Befindet sich das Kind oder der Jugendliche in kognitiv-verhaltenstherapeutischer Behandlung, kann der Therapeut Sie gegebenenfalls dazu anleiten, wie Sie das betroffene Kind nicht mehr bei der Durchführung seiner Zwangshandlungen unterstützen (z. B. nach und nach weniger wiederholte Fragen oder Rückversicherungen wie „Habe ich das gerade richtig verstanden, dass..." zu beantworten, oder die Anzahl der erlaubten Waschraumbesuche schrittweise zu reduzieren). Ferner können Sie vom behandelnden Therapeuten dazu beraten werden, wie Sie dem Kind oder Jugendlichen schrittweise dabei helfen können, dass es oder er Situationen, die Zwänge auslösen, nicht mehr vermeidet, sondern sich ihnen ausdrücklich aussetzt (z. B. bei Wasch- oder Reinigungszwängen im Freizeitbereich: den Ball holen oder Geld einsammeln).

Bei Zwängen, die sich ausdrücklich auf die schulischen Fertigkeiten oder Inhalte beziehen (z. B. Schreib-, Lese- oder Wiederholungszwänge) kann eventuell eine vorübergehende schulische Entlastung wichtig sein. So könnte das Kind bzw. der Jugendliche für einen begrenzten Zeitraum von Hausaufgaben oder Klassenarbeiten befreit

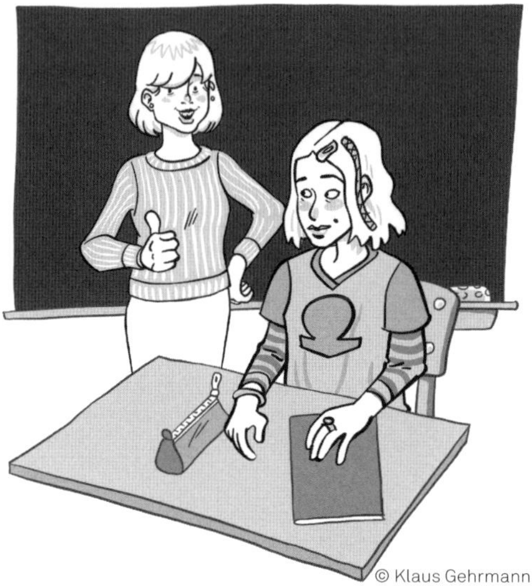

© Klaus Gehrmann

werden oder mündliche Prüfungen statt schriftlicher Klassenarbeiten ablegen. Die Notwendigkeit einer schulischen Entlastung ist individuell immer genau zu prüfen und daher mit dem behandelnden Therapeuten sowie dem Kind bzw. Jugendlichen und seinen Eltern genau zu besprechen.

5 **Loben Sie das Kind bzw. den Jugendlichen für jede Bewältigungsbemühung seiner Zwangssymptomatik.** Da die Bewältigung der Zwangssymptomatik für das Kind bzw. den Jugendlichen normalerweise sehr anstrengend und belastend ist, loben Sie es bzw. ihn für jeden Bewältigungsschritt und ermutigen Sie das Kind bzw. den Jugendlichen immer wieder weiterzumachen.

9.6 Gibt es noch weitere Hilfen?

Der Austausch mit anderen Betroffenen oder mit anderen Angehörigen in einer Selbsthilfegruppe (Betroffenen- oder Angehörigengruppe) kann die individuelle Behandlung eines Kindes oder Jugendlichen mit einer Zwangsstörung sinnvoll ergänzen und unterstützen. Dadurch, dass die Zwangsstörung meist sehr schambesetzt ist, bereitet es vielen betroffenen Jugendlichen große Schwierigkeiten, sich mit anderen betroffenen Gleichaltrigen über ihre Problematik zu unterhalten. Daher ist für die Teilnahme bzw. den Anschluss an eine Selbsthilfegruppe vorher meist viel Motivationsaufbau bei einem Jugendlichen zu leisten. Durch den Informations-, Erfahrungs- und Meinungsaustausch mit gleichaltrigen Gleichgesinnten können betroffene Jugendliche in ihrer Krankheits- und Problembewältigung unterstützt werden und sich so auch untereinander helfen. Die Selbsthilfegruppe kann als „Übungsfeld" genutzt werden, um Hausaufgaben aus der Psychotherapie „im Alltag" zu erledigen, wie beispielsweise Übungen zur sozialen Kompetenz. Ferner können positive Erfahrungen in der Krankheitsbewältigung eines Selbsthilfegruppenteilnehmers als Anstoß für die eigene Krankheitsbewältigung dienen (z. B. „Da sie es geschafft hat, kann ich es auch schaffen. Vielleicht ist es für mich ja auch gar nicht so schlimm.").

Für die häufig sehr belasteten und verzweifelten Angehörigen (insbesondere Eltern) von Kindern und Jugendlichen mit Zwangsstörungen kann der Austausch mit anderen Angehörigen, insbesondere auch die Erkenntnis, dass andere betroffene Familien ähnliche Schwierigkeiten haben, entlastend sein. In der Angehörigengruppe können sich Eltern durch den Austausch von Informationen, Erfahrungen und Meinungen, aber insbesondere auch durch grundsätzliches Wohlwollen und Verständnis sowie wechselseitige Unterstützung gut angenommen und aufgehoben fühlen.

Anhang

Hilfreiche Fachliteratur

Döpfner, M. & Goletz, H. (2013). Zwangsstörungen. In F. Petermann (Hrsg.), *Lehrbuch der Klinischen Kinderpsychologie* (S. 423–437). Göttingen: Hogrefe.

Goletz, H., Adam, J. & Döpfner, M. (2020). *Diagnostikum für Zwangsstörungen im Kindes- und Jugendalter (DZ-KJ)*. Göttingen: Hogrefe.

Goletz, H. & Döpfner, M. (2009). Zwangsstörungen. In F. Petermann (Hrsg.), *Fallbuch der Klinischen Kinderpsychologie* (S. 121–141). Göttingen: Hogrefe.

Goletz, H. & Döpfner, M. (in Vorb.). *Zwangsstörungen: Ein Therapieprogramm für Kinder und Jugendliche mit Angst- und Zwangsstörungen (THAZ) – Band 3*. Göttingen: Hogrefe.

Goletz, H., Döpfner, M. & Roessner, V. (2018). *Zwangsstörungen* (Leitfaden Kinder- und Jugendpsychotherapie, Band 25). Göttingen: Hogrefe. https://doi.org/10.1026/02645-000

Hoffmann, N. & Hofmann, B. (2018). *Expositionszentrierte Verhaltenstherapie bei Ängsten und Zwängen*. Weinheim: Beltz.

Hoffmann, N. & Hofmann, B. (2010). *Zwanghafte Persönlichkeitsstörung und Zwangserkrankungen. Therapie und Selbsthilfe*. Heidelberg: Springer. https://doi.org/10.1007/978-3-642-02514-3

Kathmann, N. (2008). *Neuropsychologie der Zwangsstörungen*. Göttingen: Hogrefe.

Lakatos, A. & Reinecker, H. (2016). *Kognitive Verhaltenstherapie bei Zwangsstörungen. Ein Therapiemanual*. Göttingen: Hogrefe. https://doi.org/10.1026/02673-000

Oelkers, C. & Hautzinger, M. (2013). *Zwangsstörungen. Kognitiv-verhaltenstherapeutisches Behandlungsmanual*. Weinheim: Beltz.

Tominschek, I. & Schiepek, G. (2007). *Zwangsstörungen. Ein systemisch-integratives Behandlungskonzept*. Göttingen: Hogrefe.

Wewetzer, C. (Hrsg.) (2004). *Zwänge bei Kindern und Jugendlichen*. Göttingen: Hogrefe.

Wewetzer, G. & Wewetzer, C. (2017). *Therapietools Zwangsstörungen im Kindes- und Jugendalter*. Weinheim: Beltz.

Wewetzer, G. & Wewetzer, C. (2019). *Zwangsstörungen bei Kindern und Jugendlichen. Ein Therapiemanual*. Göttingen: Hogrefe. https://doi.org/10.1026/02873-000

Literatur für Betroffene und ihre Angehörigen

Döpfner, M., Rothenberger, A., Goletz, H. & Roessner, V. (2011). *Zwangsstörungen bei Kindern und Jugendlichen – Fragen und Antworten. Eine Information für Betroffene und ihre Eltern*. Hamburg: Deutsche Gesellschaft Zwangserkrankungen.

Fricke, S. & Armour, K. (2016). *Dem Zwang die rote Karte zeigen. Ein Ratgeber für Kinder und Jugendliche und ihre Eltern*. Bonn: BALANCE buch + medien verlag.

Schmidt-Traub, S. (2013). *Zwänge bei Kindern und Jugendlichen. Ein Ratgeber für Kinder und Jugendliche, Eltern und Therapeuten*. Göttingen: Hogrefe.

Wever, C. & Phillips, N. (deutsche Bearbeitung: Knölker, U., Thatford, M.-L.) (1999). *Ein verheimlichtes Problem*. Lübeck: menschenskinder!reihe gbr.

Wewetzer, G. & Wewetzer, C. (2014). *Ratgeber Zwangsstörungen bei Kindern und Jugendlichen: Informationen für Kinder, Jugendliche und Eltern*. Göttingen: Hogrefe.

Hilfreiche Adressen

Deutsche Gesellschaft Zwangserkrankungen e.V. (DGZ)
Postfach 70 23 34
22023 Hamburg
www.zwaenge.de

Schweizerische Gesellschaft für Zwangsstörungen (SGZ)
c/o Klinik für Psychiatrie und Psychotherapie USZ
Universitätsspital Zürich
Culmannstrasse 8
8091 Zürich
www.zwaenge.ch

Österreichisches Portal zum Thema Zwangskrankheit
www.zwaenge.at

Selbstbeobachtungsbogen für Zwangsgedanken und Zwangshandlungen (SBZZ) (in Anlehnung an Goletz et al., 2018)

Name: ______________________________ Datum: ______________

Uhrzeit	Auslösende Situation	Zwangs-gedanken	Ausmaß von Angst/Scham/Ekelgefühl/Unbehagen (0–100)	Zwangs-handlungen	Dauer (Min.)
05.00 – 06.00					
06.00 – 07.00					
07.00 – 08.00					
08.00 – 09.00					
09.00 – 10.00					
10.00 – 11.00					
11.00 – 12.00					
12.00 – 13.00					
13.00 – 14.00					
14.00 – 15.00					
15.00 – 16.00					
16.00 – 17.00					
17.00 – 18.00					
18.00 – 19.00					
19.00 – 20.00					
20.00 – 21.00					
21.00 – 22.00					
22.00 – 23.00					
23.00 – 24.00					
00.00 – 01.00					

Gesamtbeurteilung:

Wie lange haben die Zwangsgedanken/Zwangshandlungen insgesamt gedauert (Min./Std.)?	______________
Wie belastend waren die Zwangsgedanken/Zwangshandlungen heute insgesamt (0–100)?	______________

Besondere Ereignisse: